「簡單、方便、不花錢」的養生、祛病、健康長壽之道，
就是這位道家奇人一鐵牛師父的《醫遍天下》的作品特質！

醫遍天下

不必花錢，找回健康！

道家奇人
鐵牛師父 著

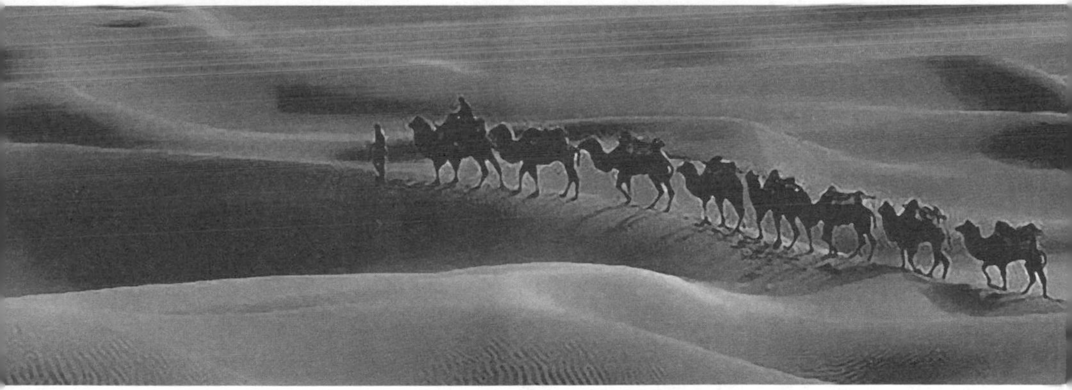

編輯室報告

如果你手上正握著本書，那恭喜你—你的福氣來了！

以坊間林林總總的養生、祛病、健身の書林中，本書簡單明瞭是教你「不花錢也可以長壽」，以及「花小錢也可以治大病」的方法。這和那些印刷精美圖文並茂的書不同……（那些書有些內容很空泛，或是他們教的方法我們跟本做不到，更糟的是，有些要去「作者」那兒花大錢……）

「簡單、方便、不花錢」的養生、祛病、健康長壽之道，就是這位道家奇人 鐵牛師父的《醫遍天下》的作品特質！

鐵牛從小在山裡長大，跟隨師傅採藥數十年，積累了豐富的採藥、製藥、治病的實際經驗。出師後，雲遊天下，遍訪隱士高人，凡觀人有一技之長，必躬身提履以求，終得奇方無數，各類疑難雜症，頗能藥到病除。

鐵牛入深山，尋訪隱修的道術達者；入鬧市，向大隱道德之士請教；又耗十數年的時間對道藏、黃帝醫術等傳統文化深入研究，吸收其精華，拋棄其糟粕。

鐵年不拘泥於奇方、偏方，總結出了至簡至易的「歸眞健康養生法」，該套健康養生法，終達到「信手而拾路邊小草即可調病，吃飯、睡覺、遊玩亦能養生」的境界。

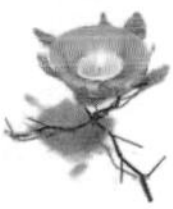

CONTENTS

第一章 用自然的方式生活

第二章 心血管的問題，關鍵在於清除血液垃圾

第三章 調理肝病，三分治七分養

第四章 遠離胃腸疾病的煩惱

第五章 保護好「嬌嫩」的器官

第六章 腎臟健康，則身體強壯

第七章 女人不生病的祕密

第八章 疑難病症的調理

第九章 各類雜症的調理

附錄一 實用食物方

附錄二 運動養生十二法

第一章　用自然的方式生活

1．人能活到多少歲

人到底可以活到多少歲？眾說紛紜，沒有最終的答案。但是可以肯定的是，每一個人都希望自己和家人健康長壽，不被疾病纏身。善待生命，善待我們的身體，才能健康快樂地生活。

人到底能活多少歲？關於這個問題，目前還沒有一個終極答案，但可以肯定的是，隨著人們生活水準不斷地提高，醫療技術不斷地進步，以後衛生條件的改善，人們的壽命正在不斷地延長。

人類的生活不可能不受外界環境的影響，不良環境對人類的壽命自然是有影響的。

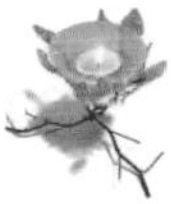

如果一個人出生之後，能夠找到一個不受外界環境影響的理想狀態，那麼，他最多能夠活多少歲呢？

世界衛生組織（WHO）定義65歲以下的爲中年人，65～74歲爲青年老年人，75～90歲爲老年人，90～120歲爲高齡老年人。也就是說WHO認爲人的最長壽命是120歲。

不過據中國的史料記載，一百二十歲並不能算是人的最長壽命，因爲彭祖活了八百多歲，是有史以來，壽命最長的人。據《史記》、《華南國志》記載，彭祖歷經夏末、殷商、西周三代，雖位居士大夫，但一生澹泊名利，喜好閑雲野鶴的生活，辭官回鄉，長居於彭山修道養生。

其實，一百二十歲也好，八百歲也罷，不可否認的是，如果人們注意養生，注意調理，就可以最大限度地延長壽命。那麼，有哪些方法可以延長壽命呢？可以簡單地歸結爲下面三個字——緩、慢、圓。

我在廟裏當道士的時候，修煉的師傅們常講，不僅人細胞分裂多少次是有定數的，就是人一輩子呼吸多少次、心跳多少次都是有定數的，這是生命體的定數。所以，我們修煉的一個根本的原理，就是讓生命體的定數（細胞的代謝週期）延長。

師傅要我們練功的時候一定要慢，任何動作要緩、慢、圓。這種慢包括心跳慢、脈搏慢、血液循環慢、呼吸慢，這有點像龜息大法。如果人的細胞分裂週期，按正常來講爲3年，但是我能做到5年，原來能活70歲，修煉後不就能活到120歲了嗎？

像人們經常打的太極拳，所有的動作都是通過緩、慢、圓、靜來完成，包括每一次呼吸都比一般人長很多。最終讓身體進入一個最原始的空、靜的狀態，讓我們的細胞週期「物盡其才」。我們講呼吸一次，脈行三分。你很慢地呼吸，就延長了生命的步驟。

也許，有人會問了，那麼現代人爲什麼無法盡享天年呢？這是因爲絕大多數人的細胞還沒有活到該有的週期，就耗損掉了，被迫進入了下一個週期。造成這一結果的原因主要有下面兩點：

（1）首先，惡劣環境的影響。由於外界環境的污染、錯誤的飲食、濫用藥物，從而導致人體內部環境變得惡劣，身體裏積累了大量的腐敗物質、酸性物質、陰性物質，這些骯髒的物質堆積如山，使健康細胞的生存空間越來越狹小。

我們可以試想一下，一枚銅錢拿到空氣中去，它會氧化，如果存放不當，長期遭受日曬雨淋，它肯定會很快生銹。但是如果保管得當，把它放在盒子裏，封閉的狀態下，即使經過一段很長時間，再拿出來也是嶄新的。

細胞也是如此，它處在一個舒適、安全、乾淨的環境中，就能活得長久。相反，環境太過惡劣，細胞的生命週期也會縮短，甚至提前終結分裂週期。這就是現代人之所以無法盡享天年的首要原因。

（2）其次，對身體的過度透支。有的人黑白顛倒通宵玩樂，有的人拼命賺錢不知道休息，有的人貪戀山珍海味、聲色犬馬等等，這些都是在透支身體有限的資源。

《黃帝內經》講當先天眞元（天癸）充足的時候，人們對很多疾病都能天然抵抗；當先天元氣虛弱的時候，各種致命的疾病就會接踵而至；當人的先天眞元耗盡了，則精氣神盡去，生命隨之即走到了盡頭。

所以，現代人如果想長壽，一定就要給細胞一個乾淨的環境，以及有一個良好的生活習慣，不透支自己的先天元氣。

求醫錄

患者問：

我的頭上有一塊地方頭髮突然掉光了，有人說是鬼剃頭，有什麼好的方法可以調理一下嗎？

鐵牛老師答：

這種情況是脫髮部位氣血淤堵所致，缺少水分，營養不夠。可在脫髮部位擦生薑——生薑有很強的滲透力，加快脫髮部位氣血運行；或者用生薑和胡椒煮水洗頭也有效。

2．長壽之道在於「節儉」

先天元氣的多與少是與生俱來的，是一個定數，就好像不可再生資源——煤炭，用完了，就沒有了。雖然它不可再生，但我們卻可以省著點用，生命亦如此。

中醫和道家都認爲，細胞的生發和生命力是通過腎中存儲的先天元氣支撐的，是固定的。腎就是存儲先天元氣的地方，腎的作用就是滋養、分配這種細胞生命力（亦即先天元氣）。

先天元氣的多與少是與生俱來的，是一個定數，就好像不可再生資源——煤炭，用完了，就沒有了。雖然它不可再生，但我們卻可以省著點用，生命亦是如此。所以說，有些人總想趁年輕努力賺錢，等有了錢再慢慢補回健康，這無疑是癡人說夢。

人要想長壽，就不能透支身體。熬夜、黑白顛倒、酒肉無度、性生活無度等等，這些都是在透支身體。《黃帝內經》講「肝者，罷極之本」，也就是說，透支身體首先傷害的就是肝臟。

那些飲酒無度的人，肝臟出問題的有很多。肝臟的分解能力是有限的，當你超過了它的負荷，就會傷害到它，長此以往，腎臟也會跟著遭殃，也就是所謂的傷了元氣。

所以，我提出這樣一個觀點——長壽之道在於節儉。我接觸過的長壽老人中，絕大多數都生活得不是很富裕。也許，很多人都會覺得奇怪，生活條件好，吃得好，穿得暖，不是更容易長壽嗎？

按照常理推論，確實如此。但是在這個物欲橫流的社會，有幾個人能眞正做到澹泊名利呢？人們拼命地賺錢，爲了錢不惜拿生命做賭注，結果錢是賺到了，可身體也累垮了，手拿著錢，卻住進了醫院，最後是錢花光了，命也快沒了。

我的一些朋友，剛剛四、五十歲，就走了。而他們都是生活條件比較好的，賺了錢就開始揮霍無度，酒肉不離口，煙不離嘴，其中70％的人都死於肝病，可以說他們的壽命是被自己吃掉的。

你看那些長壽老人，肉吃得也少，飲食清清淡淡。眞正的養生在於簡單的生活，簡單的飲食，不在於吃什麼補品、補什麼營養。我們身邊的蔬果、穀類中，就有足夠的養分滿足我們的需求。

當然，我不是說飲食豐富的人就不能長壽，生活富裕的人要減掉飯量、菜量，減掉70％的肉量，少一半鹽、少一半油，少吃甜的、刺激的、辛辣的食物，遠離補品，增加200％的水分量，增加200％的出汗量，每個禮拜吃兩次白蘿蔔，兩次糙米，平時多做一些拍拍打打的簡單運動、散散步，只要堅持，就能安心活到天年！

求醫錄

患者問：我才30多歲，可是頭髮已經白了一半，您能幫我想想辦法嗎？

鐵牛老師答：可以用何首烏1500克，老山參100克，泡白酒2500克，15天後，每天晚上睡覺前喝50克，對白髮變黑很有效。

3．要想長壽，就要懂得「慢生活」

我們說「生命在於調息」，科學的運動方法應該是慢運動。「調息」，「調」就是調理，把快的變慢了，多的變少了，剛的變柔了，而「息」就是休息、儲存的意思。

我有一個朋友，從年輕的時候就喜歡運動，天天爬山，即便是下雨天，也打著傘上山，可謂是風雨無阻。她認爲這樣鍛鍊身體有利於健康，結果卻恰恰相反。在她46歲的時候，身體就出現了異常，患上了關節痛、風濕病。

可能有人會說了，天天鍛鍊身體怎麼會弄成這樣呢？其實，過分劇烈的運動不但無益於身體，反而有害。關節和機器、輪胎一樣，都是有使用壽命的，若磨損次數多、過多地使用，就會提前老化。另外，這位朋友爬山的時候經常會出一身汗，風一吹，寒氣入侵身體，就患上了風濕。

我們說「生命在於調息」，科學的運動方法應該是慢運動。「調息」，「調」就是調理，把快的變慢了，多的變少了，剛的變柔了，而「息」就是休息、儲存的意思。

十多年前，我在山裏遇到一位老人，九十多歲了，依然很健康。我向他請教長壽的祕訣。他告訴我，他並沒有什麼特殊的愛好，之所以長壽可能跟他的生活習慣有關：他每天都喝100～150克的黃酒，燙暖了來喝，或者偶爾加兩個雞蛋、加點薑，用黃酒燉著吃。還有，每天早上和晚上都會打坐5～10分鐘，用鼻子深深吸氣，然後慢慢呼出來。

我在他身邊的時候，就能感覺到他的呼吸比普通人要柔長。後來，我發現他家族中也沒有什麼長壽基因。看來這還得得力於他的這兩個愛好。按我們修道人的說法，他合道了，有些像龜息大法——烏龜活得長，是因爲呼吸緩慢，慢慢騰騰的不耗費。

人這一輩子，與生俱來的東西（先天元氣）就這麼多，只有省著用，才能用得久。按照河圖洛書上推演，人的原始壽命是一千二百多歲。現代科學研究，如果人保養得好，不耗費過多，應該能夠活150～250歲。

這個老人並沒有什麼特別之處，但他遵循了自然規律，壽命也就長了。他常喝的黃酒和薑，可以通氣血，排寒散淤祛結。這種習慣，在潮濕的山裏生活，對身體的幫助是比較大的。

我常說：「長壽不需要複雜的功夫，簡簡單單的一兩樣東西就可以改變你，使你益壽延年。」科學的運動也不在於複雜，跑步、練長拳、短拳、打球就能長壽，那可不一定。要想長壽，就要懂得「慢生活」。

在這本書中，我會把一些簡單的養生方法，包括一些運動方法推薦給大家。在其中，你可以去找適合自己的方法，不必要太刻意，從中找到你感覺好，覺得舒服的動作，就是適合你的動作。像有些地方的人喜歡吃辣，有些地方的人喜歡吃醋，一方水土養一方人，說的就是這個道理。

求醫錄

患者問：

瓦斯中毒，在救護車來之前，要怎麼辦？

鐵牛老師答：

首先把中毒者放在通風的地方，人要平臥向上，馬上找來白蘿蔔，壓汁，給中毒者灌了吃，很快就能蘇醒過來。

4．改變環境，讓自己更長壽

人體的細胞需要一個乾淨的環境，這樣氧氣、營養才能順暢地傳遞給人體所有的細胞。環境決定壽命。

住在鄉下的孩子，經常會到河邊去捉魚。捉魚有一個技巧：先把池塘裏的水攪渾，魚缺氧就會漂浮在水面上，拿網一撈就是一條。相反，如果水是清澈的，池塘氧氣充足，魚就會躲到水底不出來。

其實，人體的細胞也像魚兒一樣，需要一個乾淨的環境，這樣氧氣、營養才能順暢地傳遞給人體所有的細胞，細胞才能充分地舒展，物盡其用，徹底、完全、完整地活到其應有的週期，甚至活得更長久。

但現代人因生存環境和體內環境的破壞，導致細胞正常生長週期遭到破壞。因爲黏液過髒、體液酸性過大，或者水分缺少、營養不足，讓細胞無法完成它應有的生命週期。所以說，環境決定壽命。

我們的生存環境：我們所呼吸的空氣、喝的水、攝入的食物，以及社會環境，造就和影響著我們身體內部的環境。

我曾在報紙上看過這樣一則故事：一位電視臺記者，罹患了癌症，醫生說他只有三個月的壽命。他心想：反正剩下的日子不多了，還留著錢有什麼用？於是，他放下工作，開始放鬆自己遊山玩水。

記者到了雲南的一個山裏，發現這裏的環境不錯，空氣清新，泉水叮咚，鳥語花香，他便租下一間房住了下來，在房前屋後種些菜吃，去河邊捕魚吃，有時候還學學當地人的吃法，涼拌魚腥草。

半年過去了，他不但沒有死，反而活得很自在，身體似乎也好了許多。記者回到醫院復查，竟然發現癌細胞不見了，醫生也感到很奇怪。

這說明通過改變環境，癌症是可以自癒的。以前他熬夜、喝酒、抽煙、生活不規律，到了山間鄉下，過著日出而作、日落而息的生活，生活方式變了，心理壓力沒有了，休息的時間多了，身體裏的內部環境也跟著發生了變化，所以，身體的細胞又恢復了正常的生命力。

求醫錄

患者問：

長壽有祕訣嗎？

鐵牛老師答：

要想長壽，首先要保證每天7小時的睡眠時間，長期鍛鍊，多喝五穀茶，多吃綠色蔬菜，少吃肉。保持心情愉悅，學會減壓。另外，給大家一個養生六祕訣：簡單生活，心平氣和，規律作息，適當運動，充足湯水，持之以恆。

5．人為什麼會生病

疾病是由「多」和「少」引發的。「多」是違背自然規律的生活方式，造成身體中不好的東西太多；「少」是人們過度地耗損自己的身體，導致元氣耗損、腎氣不足。

疾病的本質是什麼呢？表面看來疾病的形成非常複雜，其實，不外乎兩個因素：

一、是「有餘」 違背自然規律的生活方式，造成身體中不好的東西太多，比如血液混濁、臟腑淤堵，從而引發了疾病。

二、是「不足」 人們無限制地勞累自己的身體，或者欲望無度，導致元氣耗損、腎氣不足，進而百病叢生。

簡而言之，疾病是由「多」和「少」而引發的。

下面我給大家列舉幾種由此引發的常見疾病：

1．肝病、腎病、胃病

肝病、腎病、胃病是人們無序生活方式所導致，無序就是違背人體的自然規律，比如酗酒、熬夜、性生活無度、不潔性生活。性生活無度會導致肝臟、腎臟虛弱，傷害身體的本元。大量攝入高蛋白、高熱能、高脂肪的食物，不規定時間、不規定餐數的飲食，就會造成胃腸疾病。

2．高血糖、高血壓、高血脂、高尿酸、高膽固醇

「五高」產生的根本原因是飲食結構的不合理。肥膩的、甜的、鹹的、辣的、刺激性的食物吃得過多，這種不合理飲食結構超出了人體所能夠分解的極限，使油脂、糖分、尿酸等垃圾直接跑到血液中。如果不加注意，疾病很快就會找上門。也許你現在覺得身體沒有什麼問題，但疾病的發生是日積月累的過程，到時候恐怕後悔都來不及了。

3．男性病、女性病、亞健康

如今，男性性功能障礙、女性婦科疾病、亞健康狀態非常普遍，這與先天父母遺傳的腎臟虛弱有關，但更多的是後天無節制的耗損所致。比如子宮頸癌，這與女性過早結婚、過早生育、過早有性生活有一定的關係。生殖器官還沒有成熟，就已經遭到破壞。就像一棵樹，還沒有成材，就被砍了。

亞健康則與現代人生活陋習有直接關聯，飲食無規律，工作長期處於緊張狀態，心理壓力過大，長期失眠，以致肝、腎功能受損失衡，進而導致運化障礙，耳鳴、食欲缺乏、精神委靡，各種亞健康問題遂接踵而來。

4．爆炸性的癌症

如今，癌症有呈爆炸性增長的趨勢，這是什麼原因造成的呢？「癌」字，是由一個「品」加「山」組成，意思是垃圾堆成山了，也可以說癌症是一口一口吃出來的。

現代醫學認爲，癌症是因身體的垃圾、酸性物質在某個部位、某個器官堆積到崩盤的地步。當身體的內部環境已經達到最惡劣狀態時，細胞發生了突變（惡變現象）。這就好比環境污染，當污染達到一定程度時，人們的生存空間就會變小，甚至無法生存。

講了這麼多，我只想告訴大家，學習養生的人，無論是初學還是專家，都應該從「損有餘和補不足」入手，改變不符合自然規律的生活習慣，排出人體中積存的垃圾，補充調養人們耗損不足的先天、後天元氣。如能做到這兩點，絕大部分疾病都可自癒。

求醫錄

患者問：

我體檢的時候，發現身體裏有一個腫瘤，那是不是腫瘤就是癌症呢？

鐵牛老師答：

不是的，腫瘤分為良性和惡性，只有惡性的腫瘤才能稱之為癌症。

6．感謝疾病

患病並不是很糟糕的事情，從某種程度上說，它還是一件好事，它是在提醒我們身體出現了問題，需要我們去注意，去改變影響健康的陋習。

你的身邊或許常常可以見到這樣的情況：身體一直健健康康的一個人，突然有一天撒手人寰；而常患小病，整天病病懨懨的人，反而能活到七、八十歲。這是因爲相比之下，常患病的人更加了解自己的身體，知道生活中該注意什麼，如何去調理。人們不是常說「久病成良醫」、「藥罐子，更長壽」嘛！

我有一個朋友，比我大八、九歲，從小就體弱多病，長得瘦瘦小小的，還駝背。大家都認爲他壽命不會很長，可現在他都六十多歲了，身體狀況和原來也差不了多少。因爲他經常患病，所以比一般人更關注自己，一不舒服就去治療、調理。

我講朋友的故事，是想告訴大家，患病並不是很糟糕的事情，從某種程度上說，它還是一件好事，它是在提醒我們身體出現了問題，需要我們去注意，去調養，去改變那些影響健康的陋習和不良嗜好。所以說，疾病是我們重新認知健康和生命的機會。

俗話說：小病不補，大病吃苦。小病不及時治療，就會釀成大患。可是，很多人卻沒有意識到治療小病的重要性，總認爲情況不嚴重，不用管它，結果呢？只能是治大病，受大罪。

曾經有位朋友來找我，他的腿外側老是疼痛，有七、八年時間了，用過各種藥，做過各種治療，就是解決不了問題。通過他的敘述，我判斷他的問題應該不是出在腿上，而是出在頭上。於是，我建議他去醫院做個腦部電腦斷層。當時，他還半信半疑的。結果去醫院檢查卻發現他腦子裏有一個綠豆大小的腫瘤，因爲壓迫神經，所以導致他的腿總是疼。

試想；如果這個人任由腿痛下去，後果會多麼嚴重，恐怕連命都沒有了。我們一定要重視小病，小病好比暴風驟雨來臨前的預警信號，千萬不可小視。大病在來臨之前，身體會收到一些警報信號，但是並不是很多人都能及時發現的，從而錯過了治療的最佳時間。**當下面的信號出現時，你就有必要到醫院做一下全面檢查了——**

（1）突然皮膚瘙癢、長疱、流鼻涕，後腦勺暈暈沉沉。

（2）大便溏稀、便秘，小便少且黃。

（3）男人性功能突然衰退，沒有勃起反應，女人例假突然紊亂，白帶增多。

（4）突然筋疲力盡、眼睛乾澀、全身有酸痛感。

（5）五臟六腑某些部位經常有疼痛感。

（6）虛汗、睡眠不好、噩夢纏身；全身疲憊、酸痛，抽筋、腹脹。

（7）眼睛乾澀、口乾舌燥、耳鳴、皮膚瘙癢乾裂。

（8）扁桃腺、闌尾也是身體的警報器，當炎症發生的時候，就說明身體內分泌已經出現了嚴重的不平衡。

說完疾病的警報信號，我再來說一說好轉反應。曾有一位李女士泡道家清和浴三次之後，突然感覺手腕疼痛，胸口像有一塊很沉的東西壓迫著，非常難受，胃部也很不舒服，耳朵還嗡嗡作響，她有些害怕，問我是怎麼回事。

其實，這並不是壞事，而是身體好轉的表現，說明調理有了效果，這種反應叫「好轉反應」，中醫叫「瞑眩反應」，就是在疾病趨於好轉的時候，人們會感覺患病的地方更加疼痛、不舒服，甚至比原來的症狀更加嚴重。

這位患者感覺手腕疼痛，說明身體裏有風濕，正在排寒；胸悶有壓迫感，說明風濕已經影響到心臟；胃部不舒服，說明她有老胃病，氣血在衝擊病灶；嚴重的耳鳴現象說明她腎功能低下，先天元氣虛弱。

每位病人在痊癒之前，都要經歷這個過程——感覺哪裡不舒服、特別難受，這也叫物極必反吧。那麼，哪些情況是疾病好轉的表現呢？主要包括——

（1）發燒，這是人體免疫系統啟動，正邪之氣鬥爭的反應。

（2）風濕的疼痛感，逐漸沿肢體向上移動，這是正氣上升、寒氣退縮的現象。

（3）泡完清和浴，感覺鼻塞了，流清鼻涕了，這是身體在排寒。

（4）喝排毒茶，發現眼淚增多、眼屎增多、眼睛迷迷濛濛、眼睛乾澀；排尿的時候有很多泡沫，泛黃。這說明身體在排肝毒。

（5）喝猴兒酒之後，感覺痰卻增多了，一天到晚老想咳出來，這是身體中的痰濕毒素排出的現象。

求醫錄

患者問：

我每天都要與電腦打交道，最近總感覺眼睛乾澀，是不是用眼過度呢？

鐵牛老師答：

這可不一定，眼睛乾澀可能是多種情況所導致，比如肝病所致，中醫有句話叫做——「肝開竅於目」，所以，需要進一步檢查才能確定。

7．「生活習慣」決定健康

一切疾病的治療，光靠藥物是永遠無法斷根的，只有從根本上改變不良生活習慣，才能達到眞正的痊癒。

大家都聽過秦始皇求長生不老丹藥的故事。秦始皇爲了長生不老，聽了方士的謊言，聚集了全國的資產，建造一艘大船，讓方士帶了五百童男童女，到蓬萊仙島去長求生靈丹。結果，方士跑到了日本，就再也沒有回來，秦始皇也沒幾年就死了。

現代人生活混亂、黑白顚倒、物欲橫行、剛愎自用，嚴重偏離了自然之道。如果想靠買到靈丹妙藥來留住健康，而不是讓自己回歸到自然的道路上來，健康就會離我們越來越遠。一切疾病的治療，光靠藥物是永遠無法斷根的，只有從根本上改變了不良生活習慣，才能達到眞正的痊癒！

年輕的時候，思想不成熟，總是喜歡用祕方、偏方、單方、大方、奇方、複方給人家調理疾病，可是病人治好後，沒多久又會復發，這讓我很頭痛。後來，我漸漸領悟到治病不是光吃藥就能解決問題的，還有其他的一些因素。

我曾對同類病人做過一組分析，把五個胃炎病人放在一起，仔細分析後，我意外地發現他們的生活習慣，甚至是職業竟然都很接近。這些人都是公司裏的骨幹、精英，他們飲食無規律，常常餓一頓飽一頓；喜歡吃重口味的食物；都有一些壞毛病：酗酒、喝濃茶。

最後我得出這樣一個結論：疾病的發生與生活、工作習慣密切相關，只有改變不良的生活習慣，疾病才能被徹底治癒。從那之後，我給人家做調理的時候，最少要有三個方：一生活方；二運動方；三食物方、藥飲方。

人活著都要生病，如果生病使人改變了不好的生活方式，未必不是一件好事。

我有一個朋友，年輕的時候仗著自己體質好，胡吃海喝，煙酒無度，肆意消耗自己的青春。十年前的一天，他突然倒在地上不省人事，被抬到醫院搶救，診斷爲肝性腦病，他自己迷迷糊糊地覺得這次完了。但很幸運地，醫院還是把他救了回來。

從那以後，他判若兩人，改變了所有的惡習：以前酒色無度，不知道休息，現在生活規律了；原來吃得多，現在控制在七成飽；原來喜歡吃肉、口味重，現在飲食清淡了。如今他都60多歲了，身體卻比以前硬朗多了。

求醫錄

患者問：我患有胃病，我想了解一下，我在生活中應該注意些什麼呢？

鐵牛老師答：主要有兩點，一是遠離辣椒、煙酒、茶、肥膩食物，飯吃七分飽；二是每天吃完飯，休息半個小時，出去散散步。

8．食物是最好的藥

養病的核心就是補充食物和水，這是健康的金鑰匙：以水爲媒介，以食物爲根基。生命是用能量來支撐的，一旦能量沒有了，生命也就枯竭了，吃再多的藥，也無濟於事。

治病吃藥，這看似合乎常理的事情，細想之下，也有不妥之處。藥是用來糾偏的，不能天天吃，是藥三分毒，常吃肯定會對身體產生副作用。所以，我更喜歡用食物來代替藥物，正所謂藥食同源。食物用來提供人體的能量，補充人體所需的營養，身體強壯了，疾病自然就好了。

以前，朋友感冒，我會用沙草、細辛這些解表的藥，後來，我發現用水、食物（薑、雞湯、肉湯）也能達到同樣的療效。比如讓感冒的病人燉隻雞吃，再加一些薑、枸杞，熱乎乎地喝上一碗，出一身的汗，感覺就好多了。喝雞湯幫助人體提升能量，人體能量足了，陽氣上來了，感冒也就好了。

調理小病如此，大病依然照舊。就拿癌症病人的治療來說，前期通常需要用大量的藥物來治療，到了中、後期則需要靜養，給已經很受傷的身體補充能量，比如我經常用的食療方甲魚湯、山藥湯、瘦肉湯、黃酒煮雞蛋等。

養病的核心就是補充食物和水，這是健康的金鑰匙：以水爲媒介，以食物爲根基。生命是用能量來支撐的，一旦能量沒有了，生命也就枯竭了，吃再多的藥，也無濟於事。下面我就給大家講一講在我們的日常飲食中，哪些食物可以用來幫助調理疾病。

1．薑、蔥、蒜

在全書的調理案例中，有近90％的疾病都用到了薑。我之所以會鍾情於薑，是因爲它的作用實在是太大了，除了有排寒、散淤、去結、通脈的作用外，還能扶陽、升陽、固陽、止嘔、降逆、消炎、止痛。用它，能使皮膚瘙癢止癢，燙傷生肌，跌打扭傷散淤，眞可謂是靈丹妙藥。

薑不僅作用大，用法也多樣，可內服、外用，還可以泡澡、泡腳。無論是薑苗、薑葉，還是子薑、老薑、薑皮都能調病，並且薑藥性平和，不會偏頗，用量大些（一次150～200克）都不會對身體造成傷害。我見過一個百歲老人，他唯一的愛好就是每天拿薑煮茶喝，拿薑泡腳，結果活了106歲，直到去世，耳不聾眼不花。

薑、蔥、蒜是本家，作用類似，比如晚期胃癌患者，我會建議他食用醋泡的大蒜，效果也很好。

2．四季水果

春夏秋冬一年四季，人們都可以吃到不同的水果。水果是大自然賦予人類最好的養生法寶。在文中我講了不少用水果調理疾病的故事，比如把水果榨汁喝，或者做成水果酒（猴兒玉液），用來滋養津液。

不同的水果有不同的功用，比如葡萄能軟化血管、防衰老；蘋果能保護心臟、護肝、解毒；香蕉含鉀豐富。便秘的病人可以用香蕉拌蜂蜜來調理。高血壓的病人可以用蘋果、胡蘿蔔榨汁喝，有降壓效果。

3．蜂蜜、香油、醋、糖、鹽

蜂蜜、香油、醋、糖、鹽，不僅可以食用，還可以調理疾病。蜂蜜、蜂王漿有消炎、止痛的作用，燒傷、燙傷、痔瘡、流膿、爛瘡等都可以使用。

傳說晚清有一位御醫，發現蜂箱裏很多死了的昆蟲都不會腐爛，他據此判斷，蜂膠、蜂王漿具有消炎的作用。後來軍閥混戰的時候，他用蜂膠來處理傷患的傷口，以代替消炎藥，結果，還眞不會感染。

通常我在處理褥瘡時，也會用到蜂王漿。長期臥床不起的病人最容易患褥瘡，我囑咐病人在清洗乾淨患處後，將蜂王漿塗抹在上面，可以加速生肌。

醋也是我們常用的食物，它對軟化血管、胃炎、便秘、美容都有一定效果，我常用「醋泡大蒜」治療胃病，「醋泡木耳」、「醋泡花生」治療三高、「熏醋」美容。

香油也是個好東西，胃炎、便秘、痔瘡、燙傷都會用到它，比如燙傷，用蜂蜜和香油以6：4的比例混合後，塗在傷口上，如此就不會導致傷口潰爛。

另外，糖能夠治療骨膜炎，鹽能消毒、作藥引子。

4．五穀雜糧

傳說明朝的時候，一位王姓名醫去到江南，發現那裏的窮人常用糙米熬成湯來代替人參，具有起死回生的神奇效果。這雖然是一個傳說，但糙米能調理疾病卻是事實。

糙米能防輻射，調理癌症，國外很多用素食療法治療癌症，其核心就是用糙米。用糙米做的養生茶，對心臟病、高血壓、糖尿病、白內障、經痛、貧血、亞健康的調理，都具有一定的作用。

我常說五穀雜糧是最好的藥，綠豆可解毒，可調理肝炎；薏米可調理糖尿病；薏米加紅豆可調理水腫；黑豆可調理婦女崩漏；玉米粉可調理胃病，玉米鬚可利尿；大麥可調理糖尿病等。

5．蘿蔔、山藥、枸杞、客家糯米酒

有人問腹脹怎麼辦？小孩不想吃東西怎麼辦？痛風怎麼辦？減肥用什麼最好？我都會告訴他們用蘿蔔湯。蘿蔔能夠幫助身體運化，調整脾胃，祛寒、散結，常吃蘿蔔對血管、心臟的健康都很有益。

很多疾病都要靠脾胃之氣的滋養和調理，而山藥湯、蘿蔔湯是滋養脾胃最好的食物。山藥對增強脾胃的運化、增強代謝效果特別好。有人問我糖尿病不吃藥怎麼調理？我說你只要忌口、運動，吃山藥湯、南瓜湯，三個月以上，就能幫助降低血糖。

再來說說客家糯米酒，它對疏通血脈、祛寒散淤、升騰陽氣效果顯著，廣泛應用在男女亞健康、經痛、陽痿、風濕、腎病、胃病、肺病、咳嗽、老年癡呆症等病症上。

枸杞，就更不用說了，能夠扶陽、固腎、生津、滋養元氣。

求醫錄

患者問：

您剛才說蘿蔔湯能調理脾胃，可我現在在服用中藥，請問能吃蘿蔔嗎？

鐵牛老師答：

服用中藥時不宜吃蘿蔔（服理氣化痰藥除外），因為蘿蔔有消食、破氣等功效，特別是服用人參等滋補類中藥時，吃蘿蔔會降低補藥的效果。

9．養生，應該從水入手

其實，很多慢性病，都是因爲身體裏的「水」出了問題。調理，也應該從水入手，就是對身體裏水的環境進行調理，讓身體處在一個乾淨、健康、通暢的水環境中。

孩童時代，父母常說：早起三杯水，無病也無痛。當時我還不明白，爲什麼早晨喝水如此重要？隨著知識的增長，我漸漸明白水對人體的重要性。人是水做的，人體中約百分之八十是水分，因此養生，應該從水入手。

其實，很多慢性病，都是因爲身體裏的水出了問題。調理，也應該從水入手，就是對身體裏水的環境進行調理，讓身體處在一個乾淨、健康、通暢的水環境中。

調理的核心就是——「清、調、養」——

1．清——排泄體內的髒水

記得小時候，二姐得了重病，家裏人都在給她準備後事了。一個郎中聽說後就讓我父親用水和薑煮了一大桶水，大概用了1000～1500克薑。郎中把二姐用筐子抬過去，放在一個大桶裏泡。然後，郎中開水燙了一隻烏雞，拔下一根雞毛，用雞毛根去擦二姐的身體。結果二姐身體的毛孔就像雞皮一樣凸起來，裏面滲出來很多黑水。很快，二姐被救活了。現在，我二姐六十多歲了，身體還很健康。

那次的事情讓我印象很深，現在想起來，她應該是身體中的血液、體液中的水太髒了，造成了某種疾病，以致生命垂危。而郎中則用這種泡澡的方法，把她身體裏的髒水清除了出來。

中醫講，百病歸淤。身體中的髒水、淤水、臭水太多了，人就會生病。比如癌症和心血管疾病，就是因爲體內的水環境過分骯髒、黏稠所致，癌症的情況更甚，已經到達極限，造成細胞發生了惡變。

我的養生理念和調理方法，向來是把「清」放在第一重要的位置。如果身體沒有清乾淨，就像水溝裏的臭水，沒有排出來，你放的清水再多也無濟於事。清理髒水的最好方法，就是常飲「排毒茶」、泡澡、泡腳。

「排毒茶」是我多年研究出來的養生、祛病茶飲，它能夠清除身體各個環節殘留、殘餘的垃圾，清理肝毒、黏液毒、脾胃毒、血液毒、淋巴毒等各方面的毒素，增強陽氣，促進汗腺排毒，通淋利尿。

「道家清和浴」、「道家暖足方」的好處就是讓你大量的排汗，通過排汗把體液中的毒素排出體外；再通過補充有益的、可以吸收的「排毒茶」，把身體中的髒水、淤水替換掉。

2．調——增強運化，打通氣血、水道

調的過程就是一個增強身體運化的過程，按中醫的說法，就是提升了陽氣（正氣），陽氣起來，運化自然加快。

中醫講，免疫力就是人體的運化能力旺盛的體現。當身體的各個臟腑之間的循環進入良好狀態的時候，人體的免疫力自然就會增強。

每個人身體裏有太多的垃圾，通過泡腳、泡澡這種方式加快排汗，其實就是讓身體裏面的運行加快、排泄加快，將髒水、濁水、死水去掉。

我在書中介紹的道家清和浴、道家暖足方，除了有排汗、排除體內濁水的作用之外，另一個作用就是幫助身體升陽，增強運化，提升免疫能力。

3．養——有益之水、柔和之水、津液

有一本書叫《水是最好的藥》，其中將人的大部分疾病都歸結爲缺水：因爲缺水，胃液中的酒水腐蝕了胃壁，損傷的地方、潰瘍的地方就會疼；因爲缺水，肺泡中的黏液過於黏稠，導致了咳嗽的發生；肝炎也是因爲缺水，肝的津液不足，疏導和解毒功能無法順暢進行；腎功能衰弱也是缺水，就像一個水壺在空燒，沒有水分補充。

這是很有道理的。於是人們就問：缺水是不是喝白開水就行啊？不行！原因是白開水無法深層進入體循環，有的人剛剛喝進去，不久就要跑去小便，這說明沒有進入體循環，直接從膀胱走了。沒有深入臟腑，當然就不能被缺水的臟腑所吸收。那麼，怎麼樣才能讓水進入體循環呢？

一個偶然的機會，一位師傅跟我講最好用五穀雜糧做茶，這種茶喝下去不會馬上有尿。我問爲什麼，他說：就是進入身體裏面了唄！於是，我就悟出這樣一個道理：用食物做成的水，才好被人體吸收。

根據這個原理，我研究出了養生茶。用糙米、黑米、大麥、枸杞做成的養生茶，能夠快速被人體吸收，補充身體所需的水。這種水是帶有營養的，是身體器官所需要的，

我們叫它——「親和之水」。

人體中的「水」除了血液外，還有津液。津液這種「水」是人體運化的核心，津液足五臟榮，津液不足百病生。肝臟需要津液才能疏導、解毒，胃腸得有津液才能消化。

我建議所有的病人，多吃水果，各種應季的水果都應該多吃。像癌症病人每天最好吃兩個蘋果。水果中的汁液能夠直接進入人體，補充身體的津液。在本書中，我還講到猴兒玉液，就是用水果精華提煉的，補充津液，固腎、養腎的效果非常強。

求醫錄

患者問：

都說感冒了多喝水恢復快，這是正確的嗎？

鐵牛老師答：

是的，多喝水可以加速身體排毒，另外，還可以洗熱水澡、散步、用鹽水漱口，這些都是幫助你儘快從感冒中恢復過來的好辦法。

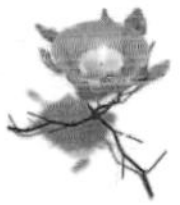

10・平民養生方——五穀茶

老百姓常說：「窮人病不起。」在人們的觀念裏，養生、治病總是與昂貴聯繫在一起，其實不然。我要向大家介紹一道由五穀製成的養生茶。這是一個物超所值的、人人適用的平民養生方。

如今人們的生活水準提高了，吃糠咽菜的歷史已成爲過去，人們是變著法的吃好，補好。魚翅、鮑魚、燕窩、人參，只要聽說對身體有好處，就不惜花費重金購買。有一個暴發戶，前些年發了幾筆小財，人就有點得意了。他有一個孫子，今年2歲，家裏人把他當皇帝一樣供養。聽說人參是大補之品，他就買來給孩子服用，服用不久，這個男孩身上起了很多皮疹，因爲瘙癢，孩子把全身上下抓得血淋淋。後來，到醫院一檢查，才知道這麼小的孩子是不能吃人參的，孩子生皮疹是過敏反應。

暴發戶的事情讓我想起一個故事：在舊社會，一個村子裏有兩個女孩子，一個是財主的女兒，這個孩子天天吃白米飯，卻長得面黃肌瘦；另一個是長工的女兒，她家吃不起白米飯，長工就把財主家洗米的水帶回家，熬成米湯給孩子喝，結果這個孩子卻長得細皮嫩肉，滿面紅光。

可能很多人都會納悶：爲什麼吃得好，反而長不好呢？這其實說明一個道理：有營養的東西不一定昂貴。比如米湯就是很營養的東西，裏面的精微營養物質要比精白米來得多。

清代名醫王士雄在其著作《隨息居飲食譜》中說：「貧人患虛症，以濃米湯代參湯，每收奇蹟。」意思是說，平民百姓吃不起人參，用米湯當參湯，也能起到補氣補血的作用。

一些人總是認爲養生這東西是有錢人的奢侈品，其實不然，只要懂得養生知識，窮人養生的效果不一定比有錢人差。在這裏，我給大家介紹一道非常適合平民的養生茶。

養生茶由五穀製成，其中比例最大的是糙米。糙米就是我們常吃的大米，只是在加工的過程中少了一道工序——它的米芽和外面的米糠沒有被打掉。我們常吃的精米的米芽和米糠都是打掉的。

中國的文化博大精深，如果用拆字法來理解這個「糙」字，它是由「米」+「造」組成，我們可以理解爲它是造血造氣的食材。現代科學研究也發現，一粒米裡的營養60％在皮層和米芽中，也就是說糙米的營養要比精白米高出60％。

曾經看過一篇報導，說位於長崎原子彈爆炸點3千公尺處，有一家醫院，這家醫院裏有80多名員工，在原子彈爆炸之後，這裏的員工全部安然無恙。事後得知這家醫院平時以糙米爲主食。從那以後，糙米還被認爲有抵抗核輻射的作用。當然這個結論還有待科學的考證。

言歸正傳，說說糙米爲什麼要做成茶。糙米做成粥呈弱酸性，會影響人體的酸鹼平衡，而做成米飯又不好消化，不易吸收。**「糙米茶」就是把生糙米炒熟後，用滾水泡茶喝**，就能把其中最精微的營養「抽出來」，溶於水中，迅速被人體吸收。

《黃帝內經》中提到，五穀可以對應滋養人體的五臟，糙米只是其中的一種，如果只用單一的糙米，營養不夠均衡，所以，我又增加了大麥、黑米，還有枸杞。

下面我把這道**「養生茶」的製作方**，法介紹給大家——

材料：糙米（60％）、大麥（15％）、黑米（15％）、枸杞（10％）。

方法：糙米、大麥、黑米用文火炒10～15分鐘，炒至微黃不焦，不要爆裂，放入枸杞，做成養生茶儲存。飲用前，用8～10倍的水煮沸，倒入養生茶，中火煮12～15分鐘（米粒不要破裂），然後關火，封蓋5分鐘。過濾，倒入保溫瓶存儲。

這款茶最大的特點是便於吸收，能補足陽氣，促進運化，加強脾胃功能，溫養腎氣，對調理糖尿病、心血管、三高、男女氣血虛弱、亞健康等病症，或者作爲癌症的輔助治療，都具有很好的療效。

求醫錄

患者問：

我想美容，聽人說水是最好的藥，女人補水才能長得好看。我就天天喝很多白開水，有時候喝多了，會頭暈眼花。後來，聽人說喝水也會中毒呢！

鐵牛老師答：

是的，白開水喝多了也會中毒的。因為白開水不容易被細胞吸收，多了會沖淡血液，造成某些營養物質比例下降，會頭暈。所以補水，還是要用養生茶好，因為養生茶是食物做的水，容易被細胞吸收，而且蘊含的營養物質很均衡，適合於所有的人。

11．魚腥草——中藥最好的抗生素

我經常講「大道至簡至易」，養生不一定要多複雜，多昂貴，大自然中的每一棵小草，都可能能完成這一使命。

現在人們生活水準提高了，什麼都要求最好的、最貴的，片面追求靈丹妙藥，其結果往往不盡如人意。在深圳的時候，我遇到過一個老總，每個禮拜都要吃兩到三次蟲草燉鴿子，說是用來提高免疫力。冬蟲夏草這個東西，是大補之品，而且價格昂貴，不是一般人所能承受的。老總有錢，不在乎價格是否昂貴，可補了這東西又會怎樣呢？後來，一次偶然的機會，我看到他小便的時候都需要兩個人扶，每次要好長時間，而且還尿不盡。這是因爲常吃冬蟲夏草、人參那些補品，提前把人的元精給「拔」完了。

現在的人受虛假宣傳的影響，認爲貴的東西、複雜的東西才是好的，其實不然。就拿冬蟲夏草來說吧，關於它是否有提高免疫力的作用，還是有待科學考證的。

我經常講「大道至簡至易」，養生不一定要多複雜，多昂貴，大自然中的每一棵小草都可能能完成這一使命。雲南一個山裏盛產魚腥草，由於當地村民經常食用這種草，而沒有得過癌症。所以，大家不要小看一棵普通的小草，它的作用不一定比昂貴的冬蟲夏草差。魚腥草，現代科學研究發現，它是中藥中最好的抗生素，而且副作用極小。特別是在山裏生活的人，濕氣很重，更需要這種小草，即便大量食用也不會有什麼危害。如果能用一些辣椒拌或者煮湯加些薑，驅除其中的微寒，效果會更佳。這比西醫的抗生素更天然，副作用更小，而且不用擔心身體會產生抗藥性。另外，魚腥草還具有增強人體免疫力的作用，價格便宜，安全，可以稱得上是老百姓的「冬蟲夏草」。

現在無論是病人還是醫生，都存在著這樣一個誤區（錯誤觀念）：藥開得越多，效果越好，似乎一服藥開上30味、50味，才能解決問題，其實不是那麼回事。太多的藥物綜合在一起，就會相生相剋，好比化學反應，效果未必好，弄不好，還會傷身體。

所以，我幫助人們調坤身體，儘量不用藥物而選擇食物。別小瞧食物，有些食物的療效往往要超過普通藥物，而且比普通的藥物來得快。這是因爲食物最容易被人體吸收，不會被人體排斥。總之，我的原則是能用便宜的，不用貴的，能用食物的，不用藥物，這樣病人用得起，我看著也高興。

求醫錄

患者問：

我想買一些人參給父親服用，但聽說這東西有副作用，是嗎？

鐵牛老師答：

是的，人參主要用於氣虛者，或者以前中醫急救時吊命用的，能激發腎元潛能。長期服用會加快腎元耗損流失。

12・萬能的生薑

大家都知道生薑是一種作料，可以去腥，可以調味，卻很少人知道生薑還是一味調理疾病的藥材。發汗、解表、促進血液循環，治療風寒感冒、胃寒、瘧疾等等，都離不開這小小的生薑，眞可謂是小小生薑能耐大，養生治病全靠它。

我的師叔李道士經常雲遊四方，並盡自己所能幫人看病、解困。一次，他雲遊到湖南境內的一個山村，發現住在那裏的人氣色都不是很好，老年人大多拄著拐杖，年輕人無精打采，而且山裏百十來戶人家，小孩卻很少。一打聽才知，原來這個山村裏的人大多患有地方性風濕病，到了50歲左右，骨節就會腫大，導致行動不便，再加上風濕病會引發心臟病，所以，村子裏70多歲的老人並不多見。

村裏人聽說李道士會看病，熱情地接待了他。族長問他：「您看，我們這個村子空氣也好，水也好，可是村子裏的人怎麼不到50歲，就會病歪歪的，手腳就不靈光了呢？60多歲就癱在床上了，您說是不是這裏的風水不好呢？」

於是，李道士就讓族長帶著他四處轉一轉。這是一個四面被山懷抱的小村莊，村子坐落在盆地之中，人們掛在外面晾曬的衣服幾天都乾不了。因爲四面被山包圍，只有西北方向有一個缺口，山中的濕氣，往往經久不散。看過之後，他就對族長說：「你們這裏四面環山，空氣不流通，致使濕氣太重，所以村子裏患風濕的人很多。要改變這種情況，你需要找一些人在東南方向山凹的位置，打開一個口子。」

族長聽後，立刻組織生產隊開了一個會，各家都出了一些勞力，花半個月的時間在東南方向山坳裏打開一個七、八公尺寬的口子。口子打開後，立刻就感覺不一樣了，風進來了，睡覺都比以前舒服了很多。

然後，李道士又告訴族長，在村子裏找一塊沙地，全部種上生薑，等薑長出來了之後，做成醋薑、鹽薑。村子裏的男女老少都要把薑當成小菜吃，每人每天必須吃50克薑。另外，村裏的中老年人應該每天用250克薑或薑苗煮水泡腳。

一年後，村子裏的人發生了很大的變化，臉色好了很多，很多中老年人都丟掉了拐杖，走路都有力氣了。三年後，李道士再次路過這個村莊時，村莊呈現出一番興旺景象，很多人家都添了丁。族長興奮地告訴他，現在村裏的人都喜歡吃薑，有些頭疼腦熱的，一吃薑，就全都好了。

看了這個故事，可能很多人會有這樣的疑慮：薑真的有這麼神奇嗎？對於大多數人來說，薑只是一種作料，用於去腥、調味。其實，薑更大的作用是調理疾病，它能提升陽氣、散寒淤、生津液、增肅降。下面我來具體地說一說**「薑的妙用」**——

心血管疾病：每天早上吃一些薑（醋薑、蜜薑），能使腎氣升騰，氣血運行加快，促進血管垃圾排出，疏通血脈，升心氣，解決心腎不交造成的胸悶、心忧。

肝臟疾病：用生薑、蜂蜜、枸杞、紅棗泡茶喝，具有清肝明目的作用。

肺部疾病：用薑汁、蜂蜜可以止咳，增加肺的肅降；用蓮子、百合、生薑水可升騰胃部津液。

脾胃疾病：薑可止嘔、消炎、止泄。每天早上用薑和濃米湯服用，可調理胃寒。薑汁、蜂蜜一起服用可調理胃潰瘍、胃癌。

腎臟疾病：薑可提升陽氣，促進腎氣升騰。男子腎病、陽痿，女子內分泌疾病、經痛、不孕不育的患者，每天早上用生薑、紅棗、枸杞泡茶喝，有助於疏通氣血。

用於養生的話，中老年人可以每天早上吃一些薑，以保持血脈通暢，達到延年益壽的效果。

求醫錄

患者問：我想問一下，薑除了內服，可以外敷嗎？

鐵牛老師答：可以，比如患口腔潰瘍的人，用生薑敷腳底湧泉穴，一～二天即可痊癒。

13．常吃山藥，勝過吃補藥

山藥，雖貌不驚人，但因其營養豐富，自古以來就被視爲物美價廉的補品。山藥對便秘、糖尿病、心血管疾病的調理都有一定作用。難怪有人說，常吃山藥，勝過吃補藥呢！

山藥也叫淮山，不僅可以食用，還可以藥用。山藥，性質平和，沒有普通藥物的偏性，吃多了也不會產生副作用。山藥也有不同品種，其中入藥最多的要數河南的鐵棍山藥，其最主要的作用是養脾胃、增進身體的運化功能。

記得當年我跟師傅學習的時候，師傅就特別推崇山藥，他說各種慢性病的治療都少不了山藥。我當時還不信，於是，師傅給我講了一個故事：有一個鄉村郎中，揹著一個藥箱，四處給人治病。一次，路過一個村莊，這個村莊很窮，連吃飯都成問題，很多人就到山上挖山藥來補給。

村裏有一個財主，聽說郎中來了，就專門請郎中到家裏來給他看病。財主說他口乾，頭暈眼花，沒有力氣，皮膚還感覺特別癢，找了很多人都治不好。郎中看到財主長得肥肥胖胖、肚子圓圓。郎中就問他：「你平時都吃些什麼呀？」財主說他喜歡吃雞，喜歡吃肉，有時一天能吃一隻雞。

郎中給財主把了把脈，又看了看舌苔，然後對他說：「你得了消渴症。」消渴症也就是現在所說的糖尿病，在古代可算作絕症。財主一聽，嚇壞了，苦苦哀求問郎中有沒有什麼方法可以救命。

於是，郎中告訴他，你患這個病，是因爲跟村裏人吃得不一樣。你以後不要在家裏吃飯了，就去佃戶家裏，他們吃什麼你就跟著吃什麼。財主很不情願，但沒有辦法，只能按照郎中說的去做。結果他發現那些佃戶一天到晚吃的都是山藥，偶爾吃一點南瓜。

財主覺得這些食物太難吃了，簡直是難以下嚥，就問郎中有沒有其他的方法。郎中搖了搖頭，說：全村除了你，沒有一個人得這種疾病，所以，你不僅要到佃戶家裏吃，還要跟他們一樣吃，清湯寡水，堅決不能吃肉。除此之外，還要用山藥熬湯洗澡，如果能堅持半年，身體就會好起來。財主爲了保命，只能照做。半年後，財主的身體大爲好轉，口不乾了，走路有力氣了，身上的爛瘡也好了，就連肥胖的問題都解決了。

山藥就是這麼神奇，我們看中醫開的大部分方子都少不了淮山這味藥。就像便秘、糖尿病、心臟病、皮膚病、咳嗽哮喘，甚至補腎都要用到它。爲什麼呢？因爲山藥最能調理脾胃，脾胃一旦調理好了，一切慢性病症都能夠從根本上得以改觀。

鄭重建議大家，要常吃山藥，用山藥燉湯、炒菜、當主食，每週都吃這麼幾次，對於預防和調理各種慢性病，一定會有不少助益的。

下面我來說說「**山藥的妙用**」——

調理脾胃：山藥可以去濕氣、養脾胃，胃寒、胃脹、肥胖、便秘、脾胃虛弱、冒虛汗患者，可以經常用山藥燉湯吃，或者蒸著吃。

補血養顏：山藥可以養脾胃，補血，滋潤皮膚，可以用白米、山藥、枸杞煮粥，是女人養血、美容的佳品。

腎臟虛弱：山藥、枸杞泡水喝，山藥、枸杞燉雞、鴿子、鴨、羊肉、骨頭，可以調理陽痿、早洩、腎虛、尿頻、夜尿等疾病。

心肺疾病：山藥可以疏理心氣，調理肺氣。像痰多咳喘，用山藥、冰糖、蜂蜜、白米煮粥喝。山藥、南瓜湯可以降血糖、降血脂，清理血液。

各類癌症：山藥（乾品）、雞內金（乾品）、薏米均量，磨成細粉，每天早、中、晚各5～10克，調水空腹沖服，可以改善體內酸性環境，清理垃圾，抑制癌細胞生存。

中和百藥：山藥（淮山）可以配合百藥。因爲山藥是健脾胃的，中醫開的很多中藥往往都具有毒性，會傷及脾胃，而用淮山調和藥物對脾胃的傷害，也能促進人體對藥物的吸收。

內用外敷：刀傷、碰傷，可以用山藥打成粉，直接敷患部可以止血。蚊蟲叮咬、水火燙傷、手足凍瘡、受傷瘀青：可用山藥去皮搗汁，加白糖、蜂蜜，直接敷患部。

各類雜病：感冒發燒，可以用山藥、枸杞、陳皮、生薑煮水喝，快速去寒氣，促進陽氣升騰。

求醫錄

患者問：山藥怎麼吃才能具有養生的效果呢？

鐵牛老師答：山藥的吃法有很多，可以蒸著吃，炒菜吃，或者當主食，無論哪種吃法，只要每週吃那麼幾次，都具有預防和調理慢性疾病的作用。

14．四季服枸杞，延年又益壽

常言道：「一年四季吃枸杞，人可與天地齊壽。」枸杞不僅是四季常食佳品，也具有益壽延年之功效。無論是老年朋友，還是青年朋友，善服枸杞，都是百利而無一害的。

枸杞，具有很高的食用和藥用價值。農民栽種枸杞，春可吃苗，夏可吃花，秋可吃果，冬可吃根，常吃者臉色紅潤，頭髮烏黑，筋骨強健，延年益壽。

我的師傅曾經雲遊到福建的一個小鎮，發現鎮子上的人個個臉色蒼白，而且特別容易患口腔潰瘍。

鎮子裏有個藥店，藥店掌櫃跟師傅很投緣，在閒談中，師傅得知，這裏的氣候濕毒，生活在這裏的人很容易上火，稍微吃點辣的東西就會牙疼、牙齦出血、口爛。藥店也從廣東學來一些做涼茶的方子給人們喝，但效果甚微。

聽完掌櫃敘述後，師傅便問：你們這裏產不產枸杞？掌櫃說，他們這裏沒有人種這個東西，枸杞都要從北方運來。於是，師傅囑咐掌櫃從外地運一些上好的枸杞過來，並告訴他以後遇到上火的病人，就讓病人早晚各吃一把枸杞，慢慢咀嚼後，吞咽下去，也可以用枸杞泡茶喝。

後來，藥房掌櫃還眞就進了一大批枸杞，按照師傅教給他的方法，給病人治病，果然靈驗。藥房掌櫃非常高興，前來向師傅道謝，師傅又建議他，找一些農戶，從外地採購一些枸杞苗，在山上種一些枸杞。人們可以常用枸杞苗葉作湯喝，也可以用枸杞葉做菜、用枸杞根泡酒，都能夠解決上火的問題。不久以後，枸杞葉湯成了當地的一道特色菜，人們的上火問題也得到了徹底的解決。

枸杞是中藥之珍品，是滋補扶正之良藥，其主要功能有潤肺、清肝、滋腎、益氣、生精、助陽、補虛勞、強筋骨、袪風、明目。

關於枸杞的功效，很多書籍中都有相關的論述，下面我也簡單地給大家介紹一下，

枸杞在一年四季中的不同應用方法——

春季：枸杞味甘平補，可單獨服用，也可與味甘微溫之品同時服用，如配黃芪，可以助人陽氣生發，具有養陰益氣之功；配黃精，補陰之中有助陽之力，補氣之中具塡精之功，有先天後天並補、氣血陰陽兼顧之妙。

夏季：配菊花、金銀花、綠茶等，飲用後可使人感覺心曠神怡，有良好的益肝明目作用。另外，枸杞葉焯湯也是盛夏消暑的上品。

秋季：空氣乾燥，可以搭配雪梨、川貝、百合、玉竹等，也可以配用一些酸性的食品，如山楂等，以達酸甘化陰之效。秋季多咳，枸杞、山藥、生薑湯也是化痰、潤肺的有益補品。

冬季：枸杞能夠平補陽氣，天天服用，特別是搭配羊肉、肉蓯蓉、巴戟天、金匱腎氣丸等一起服用，有助於人體陽氣生長，抵抗自然界嚴寒。

求醫錄

患者問：請問身體虛弱之人，可以食用枸杞嗎？

鐵牛老師答：可以，因為枸杞是體弱虛羸、精血虧損者的強壯滋補藥。

15・甘草——藥中和事佬

遠在晉朝以前，我們的祖先就發現甘草就是解毒良藥，可以「治七十二種乳石毒，解一千二百種草木毒」。甘草，是當之無愧的「藥中和事佬」。

有這樣一則故事：有一個負責抓藥的藥房掌櫃，給人抓了一輩子的藥。有一天，他突然感覺渾身無力，提不起精神，像是生了病。按理說，他在藥房幹了大半輩子，小痛小病還是能了然於胸的，這次他卻搞不清楚是怎麼回事。他找了不少郎中診治，也沒看出是什麼病。

一天，有一個雲遊的道士，路過他的藥店，進來買藥材。掌櫃一邊指揮他的徒弟幫著拿藥，一邊和道長攀談。道長看到掌櫃講話有氣無力，便詢問是怎麼回事。「唉！說來眞是慚愧，做了一輩子藥房先生，卻搞不清楚自己得了什麼怪病，總是有氣無力的，吃不好，睡不著，冒虛汗，眼睛乾澀，身體每況愈下。」

道長讓掌櫃伸出手來，給他把了把脈，然後笑著說：「掌櫃，我知道你的問題出在哪裡，你是中毒了！」掌櫃一驚，趕忙問：「中毒？何毒之有呢？」

道長微微一笑：「你給人家抓了二、三十年的藥，手每天要接觸到很多中藥，中藥材很多是有毒的，這些毒素通過皮膚慢慢進入到你的身體，多年積累下來就中毒啦！」

掌櫃恍然大悟，趕緊請教道長，用什麼方法可以解決。

道長告訴他，解決的方法很簡單，就用藥店裏的甘草，每天煮水喝，可以煮濃一些，七天左右即可痊癒。掌櫃趕緊按照道長教的方法服藥，果然見效。

《本草綱目》中有言，甘草能解各種草木之毒。中醫入藥往往用甘草，目的就是爲了調和各種藥物的毒性。另外，甘草還有止咳平喘、促進消化之作用。

日常生活中，除了甘草能解毒外，比較常見的解毒食物還有綠豆。電視劇《大長今》中大長今的媽媽在宮中作宮女，曾被皇帝賜死，被逼喝了毒藥，丟棄在外。宮女們爲了救她，給她灌飲綠豆水，結果竟然奇蹟般地保住了她的性命。

我以前在山裏給人調病的時候，也常遇到一些中毒的情況，有吃野果中毒的，有吃蘑菇中毒的，還有吃某些中藥中毒的，對於這種情況，我用得最多的解毒食材就是甘草、綠豆。甘草、綠豆除了用於解毒外，還可用於調理糖尿病。我曾調理過一位糖尿病人，建議他用甘草泡茶、綠豆煮水喝，喝了兩個月，這個人的血糖值有了明顯改善，這是因爲甘草和綠豆具有解毒和利尿的作用。

求醫錄

患者問： 吃西藥吃得太多，肝腎受了傷害，有沒有方法能夠調理呢？

鐵牛老師答： 常喝養生茶、蜂蜜，因為西藥大都是酸性的，而養生茶、蜂蜜則是鹼性的，可中和酸毒。

患者問： 我的小孩在公園裏玩，被野蜂螫了，怎麼辦？

鐵牛老師答： 用馬齒莧壓汁去擦就可以解決了。

患者問：

被蠍子、蜈蚣咬傷怎麼辦？

鐵牛老師答：

可用白酒、小孩的尿、加上乾淨的黃泥巴，攪拌在一起敷在咬傷處，很快就可消腫止痛。

患者問：

如果在野外被毒蛇咬傷，上醫院之前，怎麼辦？

鐵牛老師答：

先要把創口上下的肢體紮緊，讓其不擴散。然後清理傷口，切十字口，把其中的膿血擠出。用雞蛋開一個小洞，把這個小洞對著蛇咬的口子，雞蛋會變黑。再換一個雞蛋，直到不黑了。這樣可以拔出大部分毒素。

16．喝排毒茶，向亞健康說再見

人體需要及時排毒，才能遠離疾病困擾。

有一年，我在電視臺辦講座。一位30來歲的小夥子找到我，他說自己特別容易疲倦，總是心慌、氣短，爬兩層樓都上氣不接下氣。他到醫院做了一通檢查，啥毛病都沒有，最後診斷爲亞健康。醫生建議他自行調理，可他壓根就不知道什麼是亞健康，更別說調理了，他問我：該怎麼辦？

我對他說：「小夥子，你要排毒，清除身體裏的垃圾。」小夥子搖搖頭，不明白我的意思。我接著說：「你懂電腦嗎？」小夥子使勁地點點頭，「那你該知道電腦中了病毒，會怎麼樣吧？」「電腦中病毒，會影響網速，嚴重的話，電腦就癱瘓了。」

「其實身體跟電腦差不多，百病歸淤，現代人患上亞健康、慢性病也是由於身體沉澱了過多寒性、酸性或化學毒素。這些垃圾不及時清理，就會使人精神委靡、身體乏力，或患上三高、糖尿病、癌症等疾病。」

「我明白了，你的意思是說清理掉體內的垃圾，我的身體就像電腦重新灌了作業系統一樣，可以高速運轉了。那我該如何排毒呢？」

我給他介紹了一款排毒茶，也算是借花獻佛吧，因爲排毒茶的方子最早來源於我的一位師傅。師傅年輕的時候肝臟功能不好，總是病懨懨的。一天，一個雲遊道人路過他家，師傅的母親熱心招待了道人。道人臨走的時候告訴她，玉米鬚和冬瓜皮是最好的排毒良藥，再配點茅根，拿這些東西煮水當茶飲，就能讓孩子的病好起來。後來，我的師傳活了九十五歲。這全都要歸功於排毒茶，這個茶，他喝了80多年。

眾所皆知，玉米鬚和冬瓜皮是食物，不是藥物，但論排毒能力，很多草藥都比不上，而且安全，沒有藥物的偏性，對人體不會有什麼副作用。後來，我在實踐的基礎上，在排毒茶的配方中，添加了魚腥草和半枝蓮。

魚腥草是人們餐桌上美味的佐菜，有抗菌、抗病毒、抗輻射、利尿的作用，是草本中最好的抗生素。

半枝蓮，又名韓信草，具有清熱解毒、散淤止血、利尿消腫的作用，對於清理血液、體液中的垃圾效果非常好，還常用於癌症後期的調理。

下面我就把這個「**排毒茶**」的方子介紹給大家。

材料：魚腥草、玉米鬚、冬瓜皮、茅草根、半枝蓮均量。

方法：如果是鮮品，水洗淨，冷水放入鍋中，比例1：10，重症患者1：5，武火煮沸，文火煎20～30分鐘，加蓋燜5分鐘，過濾，茶飲。如果是乾品，材料減半，水量不變，煎煮方法不變。

排毒茶可幫助清除身體裏的垃圾，清理肝毒、黏液毒、脾胃毒、血液毒、淋巴毒各方面的毒素，增強陽氣，促進汗腺排毒，通淋利尿。常飲排毒茶對預防和調理各類慢性病（癌症、三高、心臟病、皮膚病、病毒感染）效果顯著。

我上面介紹的是排毒茶的廣譜方，適合所有的人群，患病時可以天天喝，病癒後，可改爲每週喝一至兩次，鞏固療效，清除垃圾。

求醫錄

患者問：

排毒茶是不是藥呢？長期服用會不會對身體造成影響呢？

鐵牛老師答：

排毒茶不是藥，而是一種茶飲。它的主要成分是魚腥草、茅草根、冬瓜皮、玉米鬚、半枝蓮。這五種成分中和在一起，避免了涼茶寒涼的偏性，非常安全，可以長期飲用，人人皆可。

17．泡腳是最舒服的養生方

用生薑、橘子皮、香蕉皮、蘋果皮這些隨手可得的材料，每天泡腳半小時到一小時，具有很好的保健效果。

江南這個地方，天氣陰冷，與北方的乾冷不同，在這裏，即使你穿上厚厚的羽絨衣，還是覺得有一股寒氣鑽進骨頭裏，所以，江南人容易罹患風濕病。

以前，吃住在山上，山上的氣溫比較低，爲取暖，我常常用熱水泡腳，泡腳可以加速血液循環，保暖解乏。現在很多老中醫都喜歡開泡腳的中藥方，通過熱刺激加速足部的微循環，使水中的藥物成分快速地被吸收，直接進入人體的血液循環，這種方法比口服藥見效更快些。

我查過很多資料，發現從古到今很多長壽人都有一個共同的愛好——泡腳。比如，中國歷史上記載最長壽的人——彭祖，據說他活了八百多歲，歸其原因有兩點，一個是泡腳，一個是吃糙米茶。

其實，泡腳遠不止保暖的作用，一次偶然的機會，我認識到了泡腳的神奇功效。那時我在廟裏當主持，常有人爬上山來玩，或是到廟裏來燒香，那些人常常大汗淋漓，熱得滿臉通紅，然後站在山上，迎著風乘涼，不久就患上了感冒、風濕。

於是，我就想有沒有什麼法子不讓人們生病呢？經過研究和實踐，我找了一些楓樹葉、樟樹葉，用水煮，然後給客人們泡腳。沒想到，這個方子還挺管用，人們都說泡完腳，整個人都精神了，下山也變得輕快多了。

在這個機緣的引導下，我著重研究了一套**「泡腳方」**，這套方子可以因地制宜，因材而用。在城市裏，可採用生薑、橘子（柚子）皮、香蕉皮、蘋果皮，偶爾加幾個大蒜；在山裏，就可以用薑、薑苗、樟樹葉、楓樹葉、柚子皮（葉）。

備好材料之後，將水燒開，放入上述材料，適量，煮10分鐘，泡桶水，先蒸再泡，膝蓋蓋上一個毯子保溫，儘量讓身體大量流汗，同時必須大量補水——大量飲用養生茶或排毒茶，每天泡腳半小時到一小時，效果極佳。

用這個方子泡腳能夠促進代謝、軟化血管、增強運化，使身體大量排汗、全身氣血通暢加快，還能使腳上的皮膚光亮，不龜裂。若是患上傷風感冒，可以先蒸再泡，很快就會大汗淋漓，感冒不藥而癒。

值得一提的是，這個泡腳方特別適合寒性體質的人排寒散淤，而且對於各種慢性病，如高血壓、糖尿病、風濕、皮膚病，甚至癌症，都有一定的輔助治療作用。

求醫錄

患者問：

這個泡腳方是不是適合所有的人呢？

鐵牛老師答：

是的，適合所有的人，對於體液污染造成的各種疾病，都有很好的療效。

18．道家「暖足方」

每到秋冬季節，不少人手腳冰涼，即使穿上厚厚的衣服，依然感覺渾身發冷。俗話說：「腳暖身暖。」本節介紹的道家暖足方，既能溫通四肢，又能調理疾病，是秋冬季節不可多得的保健良方。

找我做調理的患者們常說，鐵牛老師有三件寶：「泡（暖足方、清和浴）、喝（養生茶、排毒茶）、養（猴兒玉液）。」在這一節，給大家講一講我調理的核心——道家暖足方。通過腳下高溫的蒸和泡，使身體從內到外由寒到暖，讓身體大汗淋漓，同時配合養生茶、排毒茶的飲用，達到清理體液酸性垃圾、祛除寒氣、升陽的目的。

人體的腳下有63個穴位，人體最大的排毒穴——湧泉穴，位於足底。通過道家暖足方的蒸和泡，使腳底的末梢神經帶動心、肝、脾、肺、腎，對於風濕、尿毒症、水腫、頸椎病、心腦血管病、各類皮膚病、癌症等，都有絕佳的調理效果。之所以會有如此神奇的效果，原因有下面三個——

第一、它充分地利用了食物的能量，刺激人體內部的陽氣升騰，使人體從內到外大量地排汗。

第二、暖足粉所製的泡腳水，具有極強的滲透性，可以把藥性通過皮膚迅速帶往全身，讓身體的陽氣升騰起來。

第三、在沒有任何加溫設備的情況下，泡腳水一般可以保持高溫在一、二個小時，也不會燙壞皮膚。

第四、人體在大量排汗的同時，必須及時補充水分——喝養生茶、排毒茶，就能達到從皮膚排除體液、血液毒素的功效。

孫阿姨今年70多歲了，是我的老鄰居，患有多年的風濕。一天，她找到我，「我這個腳怎麼總是沒有力氣啊，軟軟的，這裏（踝關節）都腫了。你幫我看看！」我仔細查看孫阿姨的腳之後，對她說：「阿姨，您放心，我能調理好您的腳。」

我取了一勺道家「暖足粉」放進木桶（木桶的深度到膝蓋爲佳），將燒開的水倒進木桶裏，攪拌均勻，然後找一個木架子，讓孫阿姨把腳放在木架子上面蒸。爲了保暖，防止蒸汽散失，我拿一塊浴巾蓋在膝蓋和桶之間。蒸完一小時之後，我發現水溫還較高，就放了一些涼水，讓孫阿姨泡腳半個小時。

通過蒸和泡，孫阿姨出了一身大汗，我讓她喝了一些養生茶，以補充身體因出汗流失的水分。然後，我又告訴她用紅糖、薑、陳皮煲了泡茶喝，並囑咐她每天早晚散散步。孫阿姨按照我教給她的方法，堅持了半個月左右，腳不腫了，關節也不痛了。

下面我就把這個道家**「暖足方」**告訴大家，感興趣的朋友可以試一試，這個方子簡單易行，而且適合所有的人，尤其對於因體液污染造成的各種疾病都有很好的療效。

材料：生薑或薑苗、橘子皮、香蕉皮、蘋果皮。

製作：水燒開，加入上述材料，適量，煮10分鐘。泡桶水，先蒸再泡，膝蓋蓋上一個毯子保溫，儘量讓身體大量流汗，同時必須大量補水——大量飲用養生茶或排毒茶。

功效：每天泡腳半小時到一小時，同時大量喝水，能夠促進全身運化，加強全身排汗，排出體液中的垃圾。

求醫錄

患者問：

我家沒有暖足粉，有沒有其他的方子泡腳呢？

鐵牛老師答：

沒有暖足粉，可以用楓樹葉、樟樹葉、苦瓜葉、金銀花葉、松樹針葉、南瓜苗，再加幾兩薑，效果也不錯。

19．道家「清和浴」

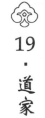

「清」就是清理身體中的黏液和垃圾、毒素；「和」就是把人體調整到正常的狀態；「浴」就是通過泡浴的形式達到清和作用。清和浴的作用就是打通全身各處的鬱結，調理五臟六腑的疾病。

阿芳今年才45歲，卻一身的病。經痛、心裏常感到發慌發悶，曾得過胃潰瘍、頸椎病，全身的皮膚粗糙、乾燥，一到秋冬季節，就異常瘙癢。去醫院檢查，也查不出具體原因，後來，經人介紹，找我來調理。

我告訴她，在我這裏調理，有三個特點：第一、要鑽到泡澡桶裏，用道家清和浴泡澡；第二、泡道家清和浴要做好流汗的準備，多備幾件衣服；第三、每天要喝幾升水。

聽完我的解釋，阿芳吃驚地問：「怎麼能喝下那麼多水，平時我喝半升水就飽了。」我笑著說：「先別那麼早下結論，試試看嘍！」

當天，她就在我這裏進行了調理。爲了讓她的身體有一個適應的過程，我先用道家暖足方給她泡腳。她出了很多汗，說好像這輩子都沒出過這麼多汗，一個勁地喊口渴，一杯接一杯地喝水，她很奇怪地問我：「老師，你說我喝了這麼多水，怎麼沒有小便呢，這水都去了哪裡呀？」

「你可別小看這些水，這不是白開水，是我們用五穀雜糧做的水，和人體的細胞很親和的，你喝下的這些東西都被直接吸收到你身體裏了。另外，你大量地排汗，也把體內的髒水、淤水、死水置換出來了。」那天，我還給她喝了點水果做的「猴兒玉液」，沒過多久，她就睏得不行，回到家睡了一大覺，一覺醒來，非常舒服，感覺整個人都輕鬆多了。

一週之後，阿芳進入「道家清和浴」的調理階段。所謂「清」就是清除人們身體裏的垃圾，「和」就是親和（與身體和睦相處）、暖和（使身體運化起來）的意思。

阿芳泡澡沒多長時間就感到頭發暈，頸椎也不舒服，心跳加快，胃也發脹，出來之後，一切又恢復了正常。第一次泡澡出現如此奇怪的現象，阿芳很緊張地問我：「老師，你看這是怎麼回事，會不會是病情加重了呢？」

其實，這是身體的氣血加快循環，把隱藏在身體裏的疾病逼了出來。另外，我讓阿芳每天要喝一些湯，比如蓮藕湯、山藥湯，用水果榨汁喝，以調理脾胃。

經過一個半月的調理，阿芳的身體出現了明顯的變化：皮膚瘙癢的情況消失了，皮膚摸起來細嫩柔滑、睡眠改善了、經痛消失了、心臟發悶的現象不見了、人變得精神了，氣血紅潤了。

看著自己身體的變化，阿芳像做夢一樣，她開心地說：「老師，我吃了三年的藥都沒治好的病，竟然用你的洗澡水給泡好了！」

我告訴她這要歸功於道家清和浴。清和浴採用食物爲原料，充分發揮食物的宣發特性，直接通過身體的皮膚吸收，增強全身的運化和新陳代謝。

「清和浴」是我十多年前在調理一位癱瘓病人時偶然得之。受道家傳統排毒方法的啓發，我將伸筋草、透骨草、紫丹參、薑苗等東西去煮水，然後把他們倒在泡澡桶裏，讓患者浸泡在其中，沒想到這個方法竟然讓這位癱瘓的病人神奇般地康復了，後經我反覆試驗，才有了這個「清和浴」。

求醫錄

患者問：

我前些日子打球時扭傷了腳，可以用這個清和浴嗎？

鐵牛老師答：

當然可以，清和浴有排除毒素、疏通血脈的作用。

20．道家「猴兒玉液」

猴兒玉液是一款水果酒，味道甜美，營養豐富，具有滋養腎陰，幫助腎氣升騰的作用，其效果遠超過各類補藥，長期飲用也不會對身體產生副作用，既美味，又溫和，老少皆宜。

談到「猴兒玉液」，先給大家講講山中猴兒酒的故事。西遊記中講到，孫悟空偷了王母娘娘的蟠桃、仙酒、瓊漿玉液，給凡間的猴孫們喝，自此山中老猴多長生者。後世的猴孫們聽說了這個傳說後，也想長生不老，便向老猴們請教。老猴們講，這天上的瓊漿玉液好像跟山間的水果有些相似。於是，猴孫們就找了很多水果，有蘋果、桃子、雪梨、葡萄，把這些水果放在一堆，一段時間後，這些水果發出沁人的芳香。老猴品嘗後，竟然說這和天上的玉液有些相似。自此山中很多猴子都會釀製猴兒酒。這猴兒酒也就成爲山中獵人夢寐以求的猴兒寶藏。

20年前，我曾雲遊至深山，遇見一位老人，身體特別好，滿面紅光，步履矯健。一問年齡，嚇了我一跳，老人居然95歲了，看他的樣子根本不像這個年齡。我便向他討教養生的祕訣。老人告訴我，他每天必做兩件事，一是用山上的樹葉煮水泡腳，二是早晚各喝二兩用水果配製的酒。

在我的懇求下，老人將水果酒做法告訴了我，回到廟裏後，我親自製作、品嘗水果酒，發現這東西確實很神奇，水果酒喝了之後，非常舒服，沒有醉的感覺，身上暖暖的，睡起覺來特別香，甚至還有一些壯陽的效果。

在我的調理實踐中，我發現這個水果酒對身體的滲透力很強，長期飲用能軟化血管，改善睡眠，促進新陳代謝，增強生理功能。對肝病、腎病、肺病、婦科病、男性病、皮膚病、失眠、耳鳴等都有很好的調理效果。

水果最能滋養腎津，尤其是經過長期發酵後，促使腎氣升騰的效果更加明顯。所以，水果酒對腎的養固超過各類補藥。

相反，那些大補之藥，其實並沒有眞正補腎元的作用，而是在強行調起腎氣。爲什麼說虛不受補呢？因爲腎氣虛了調多了更虛，所以，大補之藥也是大傷之器。

猴兒玉液的功能則是滋養腎氣，爲腎臟提供充足的津液。腎臟的津液，就像水壺中的水，腎氣就像燒水的火，水燒乾了，火就會空燒。相反，壺水充足，不用多少火，水汽就可以升騰到全身，而全身各個臟腑的津液全靠這壺中的水來補充。

在這個**「猴兒玉液」**中，我們大量用到了蘋果、山柚。蘋果養肝、護肝，山柚又能幫助身體排毒。所以，猴兒玉液不會像普通酒一樣，喝多了傷肝，相反，它具有護肝解毒的作用，有時候甚至可以用它來解酒毒。

按照西醫的說法，猴兒玉液裏面含有多種水果的營養成分，其中的葡萄、蘋果等水果的維生素、抗氧化素是最豐富的，而且經過發酵後，產生了極好的酶，這些酶能促進人體的新陳代謝。

求醫錄

患者問：

喝猴兒玉液可以預防心血管疾病嗎？

鐵牛老師答：

可以，它能在一定程度上預防心血管疾病，因為猴兒玉液有軟化血管的作用。

第二章 心血管的問題，關鍵在於清除血液垃圾

1．出奇制勝降服心臟病

每個心臟病患者身上都常備一種藥——速效救心丸，這是發病時用來救命的藥。我不否認這種藥物的作用，但這並不是上上策，治療心臟病的關鍵還應該是長期、有效地調理。

常常從報紙、電視上看到這樣的報導，某某董事長、某某企業家突發心臟病去世，而且年紀都在四、五十歲左右。這麼有才華的人，這麼早離世，真的令人惋惜！所以，我奉勸那些拼命工作的人，要勞逸結合，善待生命，還有就是不可諱疾忌醫。

十年前，我的一個朋友，某公司董事長請我吃飯。席間，我對他說：你要小心，你

心臟可能要出問題了。董事長哈哈大笑：「我定期到醫院做體檢，醫生說我的身體比牛還壯，不會有問題的！」去年，這位朋友因心臟病突發，離世了。發病前，他感覺心口發悶，就自己開車到醫院去檢查，做了心電圖，一切正常，醫生讓他回家休息。結果，他還沒到家，半路就倒下了。

大概在兩年前，從廣州來了一對夫婦，丈夫帶妻子來找我。妻子說：「有兩個病困擾了我很多年，一是我背上的濕疹，奇癢無比，這麼多年，總反覆發作；二是我經常胸悶，心律不整，老感覺疲累，每天都要吃治療心臟病的藥物。」

我仔細觀察坐在我面前的婦女，眼睛渾濁，身體很胖，看起來很疲憊，於是，我半開玩笑地說：「你是不是不愛鍛鍊身體，你看都超重了？」、「我哪有精神鍛鍊啊，吃了飯就想睡覺，可我並不胖啊！」不胖？她的回答出乎我的意料，我用手一按，是虛的！結合她的情況，我給她如下方法進行調理：

（1）每天要泡腳，一個月後每隔一天一次，喝排毒茶，每天5～6杯。

（2）用陳醋泡黑木耳，泡了之後，一片一片地吃，還有用帶紅皮的花生泡醋吃，每天吃10～20粒。

（3）食用護心粉。用丹參、田七、花旗參，均量，打成粉，每天早、中、晚各2克，十天以後早、中各2克，一個月後早上2克即可。

最後，我告訴她，求醫不如求己，光指望醫生不行，還得靠自己，改掉不良習慣。她是湖南人，平時喜歡吃辣，也能喝白酒，還喜歡喝濃茶，這些習慣都必須改正。

她和丈夫回去後，按照我的方法堅持了一個月，就有了明顯療效。她打電話告訴我，濕疹好了；服用一個星期的護心粉之後，心臟病就有了明顯改善。現在精神多了，胸不悶了，睡覺香了，治療心臟病的藥物也不吃了。再後來，大概兩年的時間裏，她只犯過一兩次心臟病，是因爲與老公吵架引發的。

幾個月前，她還特地來看我，我幾乎都認不出她了，換了一個人似的，臉色紅潤，眼睛炯炯有神，滿面春風，她說單位組織爬廣州的白雲山比賽，她還拿了第三名呢！

雖說心臟病是非常兇險的疾病，但只要你重視它，好好調理，它就會被馴服，否則，它就會凌架於你的頭上，作威作福。任何一種疾病，哪怕是最兇險的疾病，只要找到了病根，都有治癒的可能。

就拿心臟病來說，發病的原因主要有兩點：一來源於血液的淤堵，原因有寒濕、酸性垃圾，從而造成心臟負擔過重。在這個婦女的病歷中，濕疹和水腫就是體液、血管中的垃圾過多的表象；二是氣血虛弱，心腎相交之氣不足，心臟的運轉缺乏能量，也是胸悶、心絞痛的一個主要原因。

心臟病患者的調整和保養，應從兩方面進行：先用泡腳方，喝養生茶、排毒茶的方法，促進排汗、排毒，以增強運化，排出體內寒濕，把血管中淤塞之處打通。然後，用丹參、田七、花旗參來調養氣血，目的是增加心臟的動力。

求醫錄

患者問：

我前段時間一個親人去世，很傷心，最近一直心臟疼，有什麼好的方法麼？

鐵牛老師答：

可以用豬心湯調解心氣，豬心一個，加一些生薑、胡椒、枸杞，燉湯。喝湯吃肉，一週吃個一、二次。對於受傷、生氣、悲傷過度的人，都可以用此法調解心氣。

患者問：

您再給我們講一講，心臟的其他症狀，怎麼用食物來調理吧！

鐵牛老師答：

對於心律不整、冠心病，可以用黃芪、枸杞，或者黃芪和丹參泡茶喝。

對於心慌、心悸、心速過快，可以常用柿餅去蒂、去籽用香油炸熟吃；也可以用苦瓜乾品、枸杞、白菊花泡茶喝，平時可以常常拍打膻中穴等等。

2．降「五高」的「健康套餐」

吃糠配野菜已經成爲歷史，人們的生活水準提高了，這是好事。但富貴病也接踵而至。關於「五高」的危害，大家並不陌生，那麼如何遠離「五高」呢？一句話，樹立健康的生活方式最關鍵。

「五高」是指高血壓、糖尿病、高血脂、高尿酸、高膽固醇。這五高都是身體裏的血液，遭到了不同程度的污染所致。下面我就來逐一介紹這「五高」。

1．高血壓

高血壓患者往往會因血管壁彈性太差，或血管通道淤堵，使心臟負荷加大，導致血液低壓和高壓出現過大的起伏，從而引起血壓升高。高血壓的調理應遵循以下原則：

（1）清理垃圾，將血液中和血管壁上凝固的垃圾和脂肪，慢慢化解掉。

（2）升騰腎氣，讓心臟更加平和地來工作——心臟工作需要依靠腎的元氣供應，腎氣升騰不起來，就會城門失火，殃及池魚，使心臟的工作受到影響。

（3）增加血管壁的彈性，提升人體高低血壓變化的耐受力。

如果血液乾淨了，心臟工作有力度了，血管彈性增大了，就不會有高血壓的情況了，自然腦淤血、心肌梗死的患者就少了。

2・糖尿病

如今，糖尿病呈現年輕化的趨勢，大家應該提高警惕。對於糖尿病，我通常採取如下方法調理：

（1）忌口。關於糖尿病人的飲食，很多專業的書籍都有講解，這裏不再重複。

（2）運動。每天早、晚散散步，多做一些柔和的運動。

（3）多泡腳、喝水。可以用香蕉皮、薑苗煮水泡腳，大量出汗，同時大量補水，沖淡血液中血糖濃度。

（4）食物調理。平時用玉米鬚、白蘿蔔煮水當茶喝。每週兩次豬脾臟燉湯喝，有助於修復胰臟。還可以常用山藥、胡蘿蔔、番茄煮湯喝，增強脾胃功能。另外桑葉也不錯，具有升肝津和清肝的作用，中醫講肝藏血，肝臟功能恢復了，對糖尿病的改善也是有幫助的。

據我多年調理患者的實踐觀察，通常患者堅持做一、二個月，情況就能獲得到很大的改善。

3．高血脂

高血脂是指血液中脂肪太多，調理原則是清除血液中的脂肪，可從三方面入手：

（1）忌口。停止大吃大喝，堅持低脂飲食，不吃動物油，一天不超過一個雞蛋，不吃動物內臟，多吃蔬菜水果。

（2）食物調理。經常用陳醋加黑木耳泡來吃，或用花生米泡陳醋72小時，每天三餐吃幾個花生米，25克陳醋。還可以用冬瓜皮來煮水吃，有助於利尿。

（3）平時多泡腳、多喝水（見道家暖足方、道家清和浴），大量排汗，同時大量補水（養生茶），打通全身的淤塞，去脂效果才比較理想。

通常按照上述的方法，半個月後就能得到明顯的改善。

4．尿酸高

尿酸高就是身體中的酸性物質超標，西醫也叫嘌呤高。尿酸高會引發痛風。一般調理方法有以下幾點：

（1）忌口。高蛋白、高熱能的食物，比如啤酒、龍骨湯、海鮮都是不能吃的，因爲它們會產生大量酸性的垃圾，患者體液的酸性程度已經在臨界點上，再吃就會引發痛風。

（2）用白蘿蔔和蘿蔔苗煮水，隨量飲用，對於緩解痛風引起的疼痛效果明顯。

（3）多喝水。常喝「養生茶」也能降尿酸。

5．高膽固醇

膽固醇高的人容易引發肝臟疾病，比如，脂肪肝、肝硬化等。調理方法如下：

（1）控制飲食，遠離高膽固醇、高脂肪的食物，如動物內臟、蛋黃、堅果等。

（2）食物調理，常吃陳醋泡黑木耳，能有效降低膽固醇。黑木耳就像清道夫，陳醋則能增加血管彈性。

（3）排除肝毒。平時多吃清涼利尿的東西，幫助肝臟排毒。

除此之外，還應多喝水，常喝「排毒茶」，多泡腳。

求醫錄

患者問：

人們常說尿酸高的人，不能喝啤酒，為什麼呢？

鐵牛老師答：

因為啤酒是小麥釀製的，在釀成的過程中容易產生酸性物質。在中醫來講啤酒中的寒濕之氣很重，容易造成寒淤、肥胖。

3．降血壓不能單靠藥物，應該調整生活習慣

罹患高血壓，就如同頭上懸著一把刀，隨時都有可能引發心血管疾病，威脅生命。爲了降壓，有些人把藥當飯吃，結果懸在頭上的刀還是落了下來，這是因爲降血壓不能單靠藥物，更應該多方面調理自己的生活。

高血壓是引發腦淤血、腦血栓、心肌梗塞的罪魁禍首。控制好血壓，就能在一定程度上防止腦淤血、腦血栓、心肌梗塞的發生。「穩住血壓，才能穩住健康」。通常我會給高血壓患者以下四點建議：

（1）就是忌口。肥膩、過鹹、刺激性、高蛋白、高脂肪、高熱能的食物，儘量少吃，肉類食物占日常飲食的一、二成即可。

（2）良好的飲食習慣，平時要多喝水（養生茶），多吃水果，最好每天用胡蘿蔔、蘋果、芹菜榨成汁來飲用，既能降壓又能滋養腎津。

（3）好好利用降壓的食物，比如用玉米鬚和冬瓜皮泡茶喝，也可以喝排毒茶，還要常吃醋泡花生、醋泡黑木耳等。

（4）保持良好的心理狀態，情緒穩定。因爲情緒的波動也會導致血壓出現高低變化，變化越快出現危險的可能性越大，嚴重的還可能引發腦淤血。

堅持以上四點，一般經過兩個月的調理，高血壓就能得到一定的改善；三個月左右，吃藥的患者可以逐步減半，並能將血壓維持在很穩定的狀態。

可能很多人不太明白，爲什麼採用以上方法，就能穩定住血壓呢？你可別小看這些方法，裏面是有奧祕的，下面我就給大家詳細講一講。

喝養生茶是爲了促進脾胃運化；排毒茶能提升身體對垃圾的排泄能力，清除血液和血管壁上凝固的垃圾和脂肪；醋能軟化血管，增加血管壁彈性，提升人體高低血壓變化的耐受力；芹菜汁有明顯降壓作用；胡蘿蔔、蘋果可以滋養腎津。

我還提到要保持心氣平和，這是因爲心臟工作的能量依靠腎的元氣供應，也就是中醫裏提到的心腎相交。如果腎氣升騰不起來，就會影響心臟的工作，這叫「心腎不交」。有些人到醫院檢查，醫生說心臟沒問題，可患者就是不舒服，晚上睡覺心臟有重壓感，很難受，就是腎氣升騰不好，「心腎不交」所致。

求醫錄

患者問：

我有高血壓，醫生說我可能有腦梗塞的危險，有沒有什麼方法可以降低這種風險呢？

鐵牛老師答：

常吃香椿炒鴨蛋，就可以降低腦血栓的發病機率，也可以把香椿曬乾，泡茶喝。控制血壓的話，可以柿子葉煮水喝。

你還可以每天用冬瓜皮、玉米鬚、芹菜根（葉）每次各用均量50克，放1.5～2.5升水，煮20～30分鐘，都是很好的降壓、降血脂的方法；或者每天用兩個蘋果、一個胡蘿蔔、芹菜250克榨汁，快則7天、慢的話21天就能達到降壓效果。

4.「三高」調理重在疏通

血管裏垃圾太多，會影響血液的流動、轉移，就如同河道淤塞一樣。只有通過有效的疏通，才能清除血液中的垃圾，增加心血管的彈性、軟化血管，增強人體的運化功能。

說到三高，很多人都不會陌生，它是指——高血壓、高血糖、高血脂。

近年來，隨著人們生活水準的提高，三高患者的人數與日俱增。

三高是心血管疾病的罪魁禍首，更糟糕的是，「三高」狼狽爲奸，一旦有一高，往往會發展爲兩高、三高、四高（高膽固醇），還有五高（高尿酸）。

目前，醫院治療三高常用的處理方法就是——「降」。降壓、降糖、降脂，通過用強烈的、剛烈的、抑制性的方法壓住三高，這種方法就好比是古人治水，總是與之對抗，結果只能是治標不治本，達不到很好的效果。三高的調理，也應該向大禹學習，疏導爲上，從根源上來處理。

我處理三高的原則是：通暢血液、清除垃圾，增加心血管的彈性、軟化血管，增強人體的運化功能。只要把身體內這些垃圾清除掉了，汗液系統通暢了，血管壁的垃圾少了，彈性足了，三高自然就被降服了。下面給大家介紹一些簡單有效的方子：

1．泡腳運化方

主要材料：生薑或薑苗、橘子皮、香蕉皮、蘋果皮。

製作方法：將水燒開，加入上述材料，均量，煮10分鐘。泡桶水，先蒸再泡，膝蓋蓋上毯子保溫，儘量讓身體大量流汗，同時大量補水，最好是大量飲用養生茶。

功效：每天泡腳半小時到一小時，同時大量喝水，能夠促進全身運化，加強排汗，排出體液中的垃圾，堅持一段時間，健康狀況會慢慢有所改善。

性能：簡單方便，適用於所有人，對於體液污染造成的各種疾病都有較好療效。

2．養生茶方

主要材料：糙米（60％）、大麥（15％）、黑米（15％）、枸杞（10％）。

製作方法：糙米、大麥、黑米用文火炒10～15分鐘，把其中的水分逼出，聽到「劈啪」的聲響起鍋，放入枸杞，做成養生茶儲存。飲用前，用8倍的水先煮沸，倒入養生茶，中火煮12～15分鐘（其中的米粒不要破裂），然後關火，封蓋5分鐘。過濾，倒入暖水瓶存儲，一天喝數斤爲佳。

功效：促進脾胃吸收和運化，加強腸胃功能。

性能：簡單方便，適用於所有人，可以代替平時的茶飲，長期服用。

俗話說，求醫不如求己，要想遠離三高，除了按照上面介紹的方法進行調理外，也應發揮主觀能動性。眾所皆知，三高的發病原因除了遺傳因素，還與不良的飲食習慣、睡眠習慣，以及不良的生活習慣密切相關，比如，抽煙、喝酒、愛吃油膩食品、不愛運動等等。隨著人們生活水準的提高，人們身體普遍處於營養過剩的狀態。

所以，防治三高，首先要管住嘴，少攝入高蛋白、高脂肪、高能量、高鹽、高糖、高油的東西，日常可以經常喝玉米鬚、茅根、冬瓜皮等做的排毒茶。其次就是邁開腿，尤其是肥胖者更應該少坐多動，此外，還應養成良好的睡眠習慣。

總之，只有多管齊下，才能遠離三高！

求醫錄

患者問：

三高與肥胖有關係嗎？

鐵牛老師答：

是的，特別是「蘋果形肥胖」人群是高血壓、高血脂、高血糖高危人群，心臟病、猝死等發生率，也明顯高於正常人群。

5．喝水是調理高膽固醇的好方法

血液在血管内流動，就像是河水，流速越快，沉澱越少；反之，流速越慢，沉澱越多。沉澱一多，高血脂、高膽固醇的問題就來了。調理這兩種疾病，多喝水是最簡單也是最有效的方法。

我雖然研究的是中醫和道家養生法，但並不排斥西醫，西醫在檢測手段、急救和病毒的處理方面，確實有中醫無法比擬的地方。

在深圳的時候，我會偶爾到醫院做一些常規檢查。我本人應該算是一個胖子，醫生說像我這樣的人，一般都會有高血脂、高膽固醇，但我的血液指標卻非常正常。這個檢測結果令醫生們都很驚訝，問我是不是不吃肉，我半開玩笑地回答：我很能吃肉，因爲道士是不需要禁肉的，爲什麼不吃呢？醫生們覺得更不可思議了。

起初，我也很納悶，後來仔細思考一番後，我認爲這可能與我長期喝排毒茶有關。排毒茶裏面有魚腥草、玉米鬚、冬瓜皮，這些都有降血脂的作用。另外，我每頓飯必須有湯，每天早上必須喝一大杯白開水。

我曾經給一些高血脂、高膽固醇的人做過調理，由於這兩者在成因上有許多相似之處，兩者的關係也十分密切，所以，我把它們的調理方法放在一起來講，總的調理原則就是清除血液中的脂肪，具體可以從下面四方面入手——

（1）忌口。停止大吃大喝，堅持低脂飲食，不吃動物油脂，不吃動物內臟，多吃蔬菜水果。

（2）採用食物進行調理。經常用陳醋泡黑木耳吃，或者用陳醋泡花生米72小時，每天三餐吃幾顆花生米，25克陳醋，還可以用冬瓜皮來煮水喝，加快利尿。

（3）多泡腳，多泡澡，具體方法可見「泡腳方」、「道家暖足方」、「道家清和浴」，大量排汗，同時大量補水，打通全身的淤塞，有助於去脂。

（4）多喝水，每天必須喝兩大杯以上的水，吃飯必有湯，喝水可以是「養生茶」、「排毒茶」或者是白開水。

堅持以上的調理方法，一般半個月後，就會有明顯的改善。

看了以上的調理方法，可能有人會有這樣的疑問：喝水也能治病？不錯，美國有個F．巴特曼博士，寫了本書叫《水是最好的藥》。他研究發現，膽固醇並不是我們認爲的那樣，一無是處，它也是有用的，是人身體中保持細胞水平衡的重要物質。

如果你長期不喝水，就會在血管壁上產生膽固醇，阻止身體細胞中的水流失。當然，如果你身體中的水分充足了，膽固醇就沒有存在的意義了，身體的自我調理機制會自然讓血液中的膽固醇變少。簡而言之就是，人不喝水，血液裏就會堆積膽固醇；喝足夠的水，就會降低膽固醇。所以說，這喝水當然是調理高膽固醇的最好方法。

說到喝水，我想提醒大家的是，千萬不要等到口渴了再去喝水。感覺口渴了，就說明你的身體已經處於脫水的狀態了，血液中的膽固醇也已經開始堆積了。

求醫錄

患者問：

我有高血壓、高血脂、高膽固醇，您有沒有什麼辦法調理？

鐵牛老師答：

平時可多吃山藥湯、紅薯湯等粗糧。在農村裏可以用向日葵盤煮水當茶喝，或用魚腥草、夏枯草當茶喝，效果也都很好。附錄一中的「醋泡木耳」、「醋泡花生」、「醋泡薑」、「玉米鬚降壓方」、「蘋果降壓方」、「白芝麻拌芹菜」降壓、降血脂、清理血管效果好。

6．脾胃調養好了，糖尿病不再可怕

糖尿病被稱爲「沉默的殺手」，因爲在發病初期，它一般不會對人體造成明顯的傷害，它的僞裝使人們放鬆了警惕，直到併發症發生之時，人們才恍然大悟，原來它是洪水猛獸。

糖尿病是血液中的葡萄糖堆積過多產生的疾病。之所以會這樣，是因爲脾的功能出現了問題。脾的作用是不衡腸胃運化。現代社會糖尿病的發病率之高，與人們的飲食習慣密切相關，比如喜吃肥膩、過甜、過鹹、過酸、過刺激的食物，導致脾的平衡運化功能失衡，食物不能充分地轉化，糖分直接進入到血液中所致。

在西方國家，人們把糖尿病稱爲「沉默的殺手」，因爲糖尿病本身並不可怕，可怕的是併發症，發展爲足病（足部壞疽、截肢）、腎病（腎衰竭、尿毒症）、眼病（模糊不清、失明）、腦病（腦血管病變）、心臟病、皮膚病等，這些才是導致糖尿病患者死亡的主要因素。

目前，醫院裏治療糖尿病的方法，主要以服用藥物降糖、施打胰島素爲主。打胰島素的作用是通過外部胰島素代替脾臟自己分泌胰島素，其後果是造成脾的功能逐步退化，就像吸食鴉片一樣，這輩子就離不開胰島素了。所以，我建議糖尿病患者在採取藥物治療的同時，也要堅持採用食物調理法，慢慢恢復脾胃的功能。

我曾經調理過一位糖尿病患者，是位中年男性。他三十歲的時候就罹患了糖尿病，得病之後，他並沒有覺得身體有多麼不舒服，便依然我行我素。後來，病情越來越嚴重，身體肥胖，走路乏力，經常冒冷汗，身上長了許多皮疹，性功能也受到一定影響，他這才意識到問題的嚴重性。

我對他說：「你這是拿自己的生命開玩笑，如果你依然繼續以前的生活習慣，調理也無濟於事。」這位中年人追悔莫及，我結合他的具體情況，制定了一套調理方案。

首先，改變原有的陋習。禁煙酒；少魚肉，飯吃七分飽，少吃多餐；不熬夜，準時就寢；早晚散散步。

其次，多泡腳。大量發汗的同時補足水分（採用養生茶），這對淨化血液、降低血糖濃度有一定的幫助。

再次，採用食物調理法，這點共包括以下幾個方面：

（1）多吃五穀雜糧做成的茶（養生茶），增進運化，滋養脾胃。

（2）經常燉山藥（淮山）湯喝，山藥對調理脾胃的效果相當明顯。

（3）常用玉米鬚、綠豆、冬瓜皮煮水當茶喝，利尿解毒。

（4）每兩週可以用豬脾臟煮湯喝。

經過兩個月的調理之後，這位患者的情況有了明顯的改善，空腹血糖值也從13.2降下了，接近正常值，精神狀態明顯好多了。見有了成效，我鼓勵他繼續堅持，警惕出現反彈情況。他說，有了上次的教訓，他再也不敢對自己的身體大意了。

求醫錄

患者問：

糖尿病患者是不是不能吃糖呢？

鐵牛老師答：

不是的，糖是人體生命不可缺少的營養物質，是提供人體活動，尤其是腦力勞動所需熱量的優質燃料。如果身體缺糖，會導致低血糖，同樣是很危險的。所以，糖尿病的飲食控制關鍵在於合理，而不是只限制進食含糖食物。

患者問：

我得了糖尿病還在打胰島素，我應該吃些什麼東西好？

鐵牛老師答：

用玉米鬚和豬脾煮湯，或者用玉米鬚和綠豆煮湯喝。再推薦一個糖尿病人的佐餐，用冬瓜、南瓜、胡蘿蔔、淮山各250克，加上粳米100克煮粥喝，效果很明顯，每日一次可降血糖。

患者問：

我得的是糖尿病，我平時沒太多時間，請您給我一個最最簡單的方法吧！

鐵牛老師答：

你就第一天用甘草煮水，第二天用綠豆煮水，連喝兩個月；或者用山藥湯和南瓜湯，隔天交替飲用兩個月；再或者用菠菜、芹菜、胡蘿蔔煮水，苦瓜乾品、白菊花泡茶，隔天交替飲用兩個月。選以上任一套方法，都可以有很好的療效。

7．白蘿蔔葉煮水，讓痛風不再痛

痛風會引起關節劇烈疼痛，讓患者痛不欲生，但這並不是對人體的最大危害。如果長期得不到有效治療，還會波及到肝臟和腎臟兩個解毒器官，這才是最要命的。所以，當痛風發生時，我們就應該及時治療，控制病情的發展。

「痛風」又稱「高尿酸血症」，嘌呤代謝障礙。對於發病的原因，中西醫有著不同的理解。西醫認爲，痛風是體內酸性物質過多，侵蝕身體的正常機能所致。有些人喝了啤酒、龍骨湯、海鮮之後，痛風馬上發作，這是因爲身體中的酸性已經到了臨界點。

而中醫則認爲，痛風是身體受了邪，風、寒、濕三氣雜至，侵襲機體，痹阻經絡，氣血運行不暢，淤塞關節，從而造成肢體、關節（手指、腳趾）疼痛。

痛風會引起關節劇烈疼痛，讓患者痛不欲生，但這並不是對人體的最大危害。如果長期得不到有效治療，還會波及肝臟和腎臟兩個解毒器官，這才是最要命的。所以，當痛風發生時，我們就應該及時加以治療，控制病情的發展。

我曾經調理過一些痛風患者，有些患者痛得路都走不了，經過一段時間的調理後，病情得到了有效的控制。通常我會建議患者採用以下的方法進行調理——

（1）就是忌口，少吃動物類內臟，如腦、肝、腎、心、肚；少吃海產類，如沙丁魚、倉魚、鯡魚、干貝、海參、蠔、蝦米、魚皮、魚卵，以及鵝肉、野生動物、啤酒等。多吃水果、蔬菜等鹼性食品。

（2）因痛風引起疼痛，可用白蘿蔔、蘿蔔葉煮水喝，既有助於降尿酸，又能緩解疼痛。這個方子用料便宜，操作簡單，而且效果明顯，患者不妨嘗試一下。

（3）採用「道家暖足方」和「泡腳方」，大量發汗，發汗的同時補水，以打通身體中的淤堵，解決體液中尿酸高的問題。

（4）多喝「養生茶」，這是用五穀雜糧所製，具有弱鹼性，滋養脾胃，極易被身體吸收。也可以喝一些「排毒茶」，有助於排出身體中的酸性毒素。

求醫錄

患者問：聽說痛風是飲食不當引起的，可為什麼天氣變化的時候，我的病情也會加重呢？

鐵牛老師答：飲食不當只是引發痛風的一個重要方面，除此之外，天氣變化如溫度、氣壓突變等也是誘發痛風的主要因素。

患者問：我去醫院檢測，血液各項指標都很好，就是嘌呤偏高，能解決麼？

鐵牛老師答：你就用鮮蘿蔔葉、鮮燈心草各150克，放水1500～2500克，煮20～30分鐘，當茶連喝三天，就能有所改善。

8．中風不要怕，食物調理有奇效

中風，使患者生活無法自理，而且此病容易反覆發作，一旦再次發作，往往是凶多吉少。遠離中風的傷害，切斷治病的根源是關鍵，其核心就是疏通氣血。

腦淤血與腦梗塞均可引起中風。

1．腦淤血

我有一個同學的父親因腦淤血而偏癱（半身不遂），生活無法自理。那天，同學帶他父親來找我，問我有沒有解決方法。其實，對於這樣的患者來說，不是急於恢復生理機能，核心應是先穩血壓，扶住陽氣，而後通過緩慢運動恢復機能。結合老人的情況，我製定了一套調理方案：

（1）遠離大魚大肉、過鹹的、刺激性食物，戒掉酒、煙、茶，參照前面（第四節）調理三高的方法降血壓。

（2）經常用薑苗、柚子葉、楓樹葉、樟樹葉煮水泡腳，先蒸後泡，爭取出一身大汗，並喝排毒茶、養生茶，以補充水分，還要常用柚子葉煮水洗頭。

（3）建議老人在家人的幫助下常散步，不要在輪椅上久坐，不要急，循序漸進。

（4）根據老人手能動的特點，教給他簡單的保健操：端坐，全身放鬆，調息，放鬆身心。然後手常搓，耳常撚，常眨一眨眼睛，腳也要搓，雙手搓搓腎（兩腰）。

（5）常煲山藥湯喝，促進脾胃功能，固住身體陽氣，常吃當季水果，滋養腎元。

堅持一年左右的時間，這位老人基本可以丟掉輪椅，不用拄拐了。在此我想提醒一下腦淤血的患者，一定要注意保養，改變不良的生活習慣，否則很容易復發。一旦復發，往往是凶多吉少。

2·腦梗塞

我的一個朋友曾帶他們公司的董事長來我這裏做過調理。此人50多歲，一天早晨，刷牙的時候，他突然感覺嘴歪了，口水不自覺地流了出來，半個小時後有所好轉。過了幾天又發生了同樣的情況。於是，他趕緊去了醫院，檢查發現他的腦部有一塊梗阻了。

我仔細觀察坐在面前的這個人：紅光滿面，這是一種紅光外泄的現象。據此我判斷他應該有三高症狀，通常這種情況會有三個後果：腦梗塞、腦淤血、心肌梗死。從他的脈象來看，發生腦淤血的可能性不大，主要是防止出現心、腦梗塞，從他手部水腫的情況可以看出他的心臟負擔較重。

當我把情況跟他講了之後，他有些納悶：「醫院監測說我的心臟各項指標都很好，就是我晚上睡覺的時候，覺得胸悶，有壓迫感，但醫生說我沒問題。」

我跟他解釋說，這應該是心腎不交之症，如果腎的元津不足，就是腎氣上不來，沒有能量支撐心臟的運轉，情況會很危險。他說有個中醫讓他服用六味地黃丸補補氣血，吃了之後，沒有明顯的效果。這是很多醫生容易犯的通病，心臟不好，就補氣血，殊不知，找不到根源，補這個東西反而會損傷腎氣。

針對這個人的情況，我建議他採取如下方法進行調理：

（1）肥膩的東西少沾，海產品少吃。

（2）喝排毒茶，排出血液中、體液中的垃圾；喝養生茶，運化脾胃，滋養腎氣。

（3）陳醋泡花生，每天20粒；陳醋泡木耳，乾木耳泡在陳醋裏，每天7片，用來軟化血管和清除血液中的垃圾。

（4）用薑苗、柚子葉、楓樹葉、樟樹葉煮水泡腳或者是泡澡，以疏通體內的淤塞部位。

（5）和腦淤血的方法一樣，用山藥湯、水果汁滋養腎津。

四個月後，他再來找我，說情況明顯好轉了，嘴巴不歪了，血壓也降下來了，感覺心臟壓力也減輕了不少。

說了這麼多，看似複雜，其實，腦梗塞的調理方法很簡單，可以概括爲：梳理疏導

（黑木耳）、軟化血管（醋）、促進血液循環、幫助代謝（薑苗、柚子葉等洗腳），通過山藥湯、水果汁固住陽氣。

3．中風的急救處理

一次旅遊，我在山腳下遇到這麼一位患者：突然倒地，口吐白沫，面色慘白，臉上的青筋暴起。我趕緊找了一個植物的刺，刺破他的手指放血，這位患者很快緩解過來。他說他有高血壓，如果不及時放血，會有生命危險。

腦淤血的發病突然，情況危急，如果不及時採取措施，後果不堪設想。可是面對突然的情況，多數人往往會不知所措。這裏我跟大家講講腦淤血患者的急救法：不要去移動他，讓患者平臥，頭部墊高一個枕頭，等救護車來之前，要十宣放血。十宣放血就是給十個手指頭的端部放血，或者大腳趾端放血，用以降血壓。

當然，如果能在發病之前發現端倪，那是最好的。其實，無論是腦淤血還是腦梗塞發病之前，都有報警信號。通常腦淤血發作之前，會出現情緒不好、睡眠不好、心理壓力過大、血壓不穩定、頭脹等症狀。腦梗塞發病之前，也會有頭暈、頭脹、麻木的前兆，發現這些症狀之後，就要及時送醫檢查。

求醫錄

患者問：

中風患者大量喝水好嗎？

鐵牛老師答：

這是必需的，中風主要是因為血液中垃圾太多，血液不暢所致，大量喝水，血液才能乾淨，血液乾淨了，問題就解決了。當然喝的水如果是養生茶、排毒茶，效果更好。

患者問：

治療血管硬化有什麼好方法嗎？

鐵牛老師答：

取白木耳、黑木耳各15克，用冷水泡發洗淨，放小碗內，加水和冰糖適量，將碗置蒸鍋內，蒸一小時，分幾次吃木耳飲湯，每日二～三次，連服二～三個月，用其治療老年人血管硬化、高血壓和眼底出血等症，效果顯著。

第三章 調理肝病，三分治七分養

1．肝病的發生不是一朝一夕的事情

中醫講「肝疲極之本也」，這說明肝病的發生不是一朝一夕的事情，是多年不良生活習慣的積累。肝病的調理也是一個緩慢的過程，調理的根本原則就是以養爲主，三分治七分養。

《黃帝內經》中說：「肝是四肢的根本，藏魂之所在。」肝臟是人體重要的解毒器官，猶如一個「化工廠」，各種毒素經過「化工廠」的一系列化學反應後，才能變成無毒或低毒物質。解毒只是肝臟的基本功能之一，除此之外，肝臟還具有造血、分泌膽汁和促進運化的功能。

我們先來說說肝臟的造血（藏血）功能。從嘴巴裏吃進去的食物，經過脾胃的轉化，生成氣血，藏在肝臟裏，然後協調分配給全身各個環節，滿足身體的需要。另外，肝臟還能分泌膽汁。平時膽汁就貯存在膽囊內，當人體進食之後，膽汁才直接從肝臟和膽囊內大量排出至十二指腸，其作用就是幫助食物的消化和吸收，協調整個身體的運化代謝。所以說，肝爲將軍之官，它的作用很大，負擔也很重。

如果人們不注意保養肝臟，讓它長期處於超負荷運轉狀態，肝臟就會像機器一樣，終將有報廢的一天。近年來，肝病的發病率呈現上升的趨勢，就與肝臟的過度疲勞有著直接的關係，比如生活不規律、長期熬夜、性生活無度等。

另外，食物的污染（過多的農藥、添加劑、防腐劑）、大氣污染，使肝臟長期處於「重度污染」之中，一旦肝臟的解毒能力下降，積聚在身體裏的毒素就會危害健康。酗酒引發的酒精中毒，對肝臟就是一個不小的危害。

肝臟是五臟之一，但它與心臟、胃腸等器官不太一樣，它是個「沉默的器官」，任勞任怨，即使生了病，除非已到了非常嚴重的地步，否則並不會讓我們感覺到疼痛，所以說，肝臟是個遲鈍、忍耐力很大、韌性很強的器官，但也因爲這樣，人們很容易在不知不覺中操勞過度，傷害到它。

中醫講「肝疲極之本也」，這說明肝病的發生不是一朝一夕的事情，是多年不良生活習慣的積累。所以，肝病的調理也是一個緩慢的過程，調理的根本原則就是以養爲主，三分治七分養。這個看似簡單的調理，實際上難度卻很大，因爲很多人都閒不下來，往往是一邊調理，一邊在疲於奔命，爲工作，爲應酬，結果使情況越來越糟糕。

求醫錄

患者問：

中醫說春季養肝，這句話應該如何理解呢？

鐵牛老師答：

按中醫理論，肝屬五行之木，春木旺，肝主事，因此，春季護肝尤為重要。但是，我也告訴大家，其實任何時候都要注意養肝，不只是春季。現代人工作疲勞，忙於應酬，飲酒無度，肝都在超負荷運轉，所以不管任何時候都要注意養肝。

2．肝病要靠養：清淡飲食，緩慢運動

肝病的種類繁多，但其根本是相同的，所以，在調理上也有許多相同之處。肝病調

理應把握總的原則爲：清淡飲食，緩慢運動。

肝病的種類繁多，其中最爲常見的有病毒性肝炎、肝纖維化、脂肪肝、酒精肝、藥物性肝損害，以及肝硬化、肝癌等，但無論是哪一種肝病，都是多年不良生活習慣的積累所致。

既然疾病的發生不是一朝一夕的事情，調理起來也不可能一蹴而就。肝病的調理以養爲原則，核心是——「養好身體、協助排毒、固住腎元。」養肝可以從兩個方面入手：一是飲食調理，一是運動調理。

我先來說說飲食調理，患肝病的人飲食上主要應注意以下幾點：

（1）任何肝病患者必須戒酒、戒煙、斷茶，否則，後患無窮。

（2）少吃肉，多吃果蔬。肝病嚴重的人聞到肉味就會噁心、嘔吐，所以，飲食上應以清淡爲主，少食過甜、過鹹、過辣、肥膩的食物。

（3）不能吃羊肉、牛肉、狗肉，特別是狗肉，這些肉類分解後，會產生大量酸性的物質，而這些酸性物質都要靠肝去分解，從而加重肝臟的負擔。

（4）多吃解毒、通淋利尿的東西，如車前草、夏枯草、金錢草、溪黃草、田基黃、茵陳、茯苓等。建議大家，經常喝「排毒茶」，以幫助肝臟排毒，減輕肝的負荷。

接下來，講一下肝病患者的運動問題。我在廟裏當主持的時候，曾經接觸過一個肝病患者，一個30多歲的小夥子，頭腦靈活，年紀輕輕就事業有成。閒暇之餘，他經常帶著助手來爬山，但他爬山與別人不同，總是捂著肚子，這讓我感到很好奇。

於是，我找了一個機會，讓小夥子來廟裏坐。通過攀談得知，小夥子姓廖，「你的肝不太好吧？」我試探性地問道。小夥子很吃驚：「老師，你怎麼知道的呀？我前不久才在醫院做的檢查，說我有肝硬化的跡象。」「廖先生，恕我直言，恐怕你的問題比醫生說的嚴重，醫生講得比較委婉。」小夥子聽後，讓我給他點建議。

「首先，你要停止爬山。」此話一出，小夥子有些不高興，「醫生說讓我運動，你又不要我爬山，這不矛盾嗎？」「我不讓你爬山，並不是不讓你運動啊，你可以減少這種劇烈的運動，多做些緩慢的運動，比如散散步。」小夥子搖了搖頭，沒有聽取我的建議，之後，他依然堅持繼續爬山。

二個月後，我再也沒有見到小夥子來爬山。一天，他的助手來找我：「鐵牛老師，你能不能去看看我們的老闆？」原來，廖先生已經病得無法下床，肝腹水令他看起來像個孕婦，臉上發烏，看起來十分嚇人。

見此情況，我只能遺憾地說：「對不起，我幫不了你的老闆了。」

一個月後，年輕有爲的廖先生就去世了。

我講這個例子，只想告訴大家一個道理：肝病要靠養，不能太勞累，爬山屬於劇烈運動，耗損太大，如果肝病患者堅持這種運動，無疑是在拿生命開玩笑。

求醫錄

患者問：聽說肝病患者不能吃發物，我想知道什麼是發物呢？

鐵牛老師答：發物指有毒性、有刺激性，容易使瘡癤或某些病狀發生變化的食物，如狗肉、羊肉、魚蝦、鵝肉等等。

3．肝病有多種，調理方法各不同

肝病的種類繁多，其中最爲常見有肝炎、脂肪肝、肝腹水、肝硬化、肝癌，這些疾病雖同屬於肝病，但又有其特殊性，所以，應在遵循肝病總的調理原則的基礎上，有針對性的調理。

在上一節，我講了關於肝病調理的總體原則，這一節，我將有針對性地講一講不同肝病的調理方法，主要涉及肝炎、脂肪肝、肝腹水、膽囊炎、肝硬化、肝癌。

1．肝炎的調理

按照西醫的說法，肝炎就是所謂的大三陽。小三陽是指雖未表現爲炎症，但已經是病菌的攜帶者。肝炎的種類有A肝、B肝、C肝等，其中最爲常見的是B肝，據統計，全世界有超過5億個B肝患者。

肝炎調理的原則依然是養，不要讓肝臟的負荷過重，具體措施如下：

（1）要充分休息，避免疲勞，不熬夜，按時就寢。

（2）戒掉煙、酒、茶，多吃枸杞、山藥、白蘿蔔燉湯，以輔助身體運化。

（3）多吃一些具有排毒功能的東西，如茵陳、溪黃草、陳皮、茯苓以及靈芝等。

（4）長期飲用「養牛茶」、「排毒茶」。

2．脂肪肝、肝腹水

脂肪肝是指由於各種原因引起的肝細胞內脂肪堆積過多的病變，簡單地說，就是人體攝入的肉食東西太多，超過了肝臟的分解能力。所以，調理脂肪肝應以能分解脂肪的湯水類、素菜類食物爲主，去彌補食品的不平衡，想辦法降血脂（具體請見第二章第二節的「降『五高』的『健康套餐』」）。

如果是肝腹水則需要採取一些排水消腫的措施，如排汗、利尿。其實，肝腹水和腎水腫兩者有些相似之處。我們一般使用冬瓜皮、紅豆、玉米鬚煮水喝，或者是用鯽魚、白蘿蔔燉蘿蔔鯽魚湯等也能去水腫。

3．膽囊炎

「肝膽相照」這一成語，用來形容人與人之間眞誠相待，關於這個成語，也可以用中醫知識來解釋。《黃帝內經》中說：「肝者，將軍之官，謀慮出焉！」「膽者，中正之官，決斷出焉！」意思是說，肝經負責謀慮，膽經負責決斷。只有肝經和膽經相表裏，肝膽相照，我們的身體才不會出現問題。

在上一節，我們講到，肝能分泌膽汁，而膽汁的主要作用是幫助脂肪在腸內的消化和吸收。如果患上膽囊炎，就會影響脂肪的消化吸收。目前，西醫一般會建議患者切除膽，我卻不太贊同這個方法。身體的每一個器官都有它獨特的作用，患病了，不是一刀切除，就能解決的事情。

我建議膽囊炎患者在患病期間，要保持利尿系統通暢，腎氣充足，幫助肝臟排毒的功能要跟上，可以每天用檸檬沖茶喝，平時多喝一些甘蔗汁，用以滋養腎津。

也可以把冬瓜皮打成粉，雞內金打成粉，每天早上、中午各兩克，用來治療膽囊炎和膽結石。冬瓜皮有利尿的作用，雞內金有消積的作用，可以養脾胃。

4．肝硬化、肝癌

肝硬化是由於各種原因引起的肝臟功能損壞，使肝臟慢慢變形，變硬，導致肝硬化。關於肝癌，中醫稱之爲「肝積」，「積」就是堆積了很多垃圾，直接影響了肝臟自身功能的運行，致使肝臟功能低下。對於這兩種肝病，我通常會採取以下調理方法：

（1）是忌口，多吃滋潤肝臟和養肝的東西，絕對不能吃會增加肝臟負擔的食物，過於升騰、宣發、陽性、酸性的食物都不宜吃。比如：牛肉、狗肉、白酒、洋酒等。

（2）扶固腎元，讓身體的陽氣升騰起來，能夠滋潤肝臟，增強自身的能量和免疫能力。患者可以常喝些山藥湯、甲魚湯、黃豆蟾蜍湯等。

（3）消積去淤，增強運化。其實就是排毒疏導，通過身體的運化自我修復。關於這一點，患者可以吃些鯽魚湯、烏魚湯、海帶瘦肉湯、雞蛋、糙米、紅薯、馬鈴薯等；長期飲用養生茶增強運化，排毒茶消積去淤；或用虎杖、溪黃草、田基黃、靈芝、雲芝熬水當茶飲用皆可。

求醫錄

患者問：

我家裏有個肝硬化患者，我想了解一下，這種病會不會傳染？

鐵牛老師答：

一般來說，由病毒導致的肝硬化會傳染，而其他的不會。家人在照顧肝硬化病人的時候，應儘量減少與這類患者直接接觸，避免被傳染上肝硬化，必要的時候可去醫院做個檢查。

4．好肝是「養」出來的

《黃帝內經》說，肝爲將軍之官。在五臟中，肝的負擔最重，也是最容易疲勞過度的，對於肝病患者來說，更是如此。所以說調理肝病應以養爲主。

我國是肝炎嚴重流行的國家之一，目前，我國的B肝人數已經達到了總人口的10%，患上肝炎後，如果不及時治療，很容易發展爲肝硬化、肝癌，所以，大家應該提高對肝炎的重視程度。

肝炎是西醫的說法，中醫稱之爲黃疸。黃疸的病因有外感和內傷兩個方面，外感多屬濕熱疫毒所致，內傷常與飲食、勞倦、損耗過度有關。我個人認爲，黃疸的本質原因是身體內的毒素淤積，困遏脾胃，造成肝的負擔過重，造成淤塞，疏泄失常所致。

雖然肝炎繼續發展下去，危害性很大，但只要加以重視，認真治療，帶病活到天年，是完全有可能的。關鍵要依靠患者本人，否則，華佗再世也無力回天了。

七、八年前，有一位做礦石生意的袁老闆來找我：「張老師，聽說你能治肝病，你能不能把我治好？」「我只是個輔佐者，能不能治好要看你是否善待自己的身體。」他財大氣粗地說：「只要你幫我治好，錢不是問題。」我笑著說：「如果你信任我，我可以試一試。」

之後，我詳細地了解了他的情況：患過肝炎（小三陽），已有十年歷史，現已有肝硬化跡象，還有中度脂肪肝，常感覺肝區隱隱作痛，易疲憊，發無名火，睡覺不踏實。仔細觀察，此人眼睛乾澀無神，臉色發黑黃——這些都是肝病的外在表現；手掌發黃，這是黃疸偏高的現象。接著，我又問他的生理機能如何，他無奈地搖搖頭，說有些力不從心。綜合他各方面的情況，我給他開了一組調理的方子：

（1）溪黃草、田基黃、陳皮、茯苓、靈芝、半技蓮等各均量，每天煮兩三次，當茶飲用。

（2）戒掉酒、煙、茶，遠離狗肉、牛肉、羊肉、海產品、兔肉、鵝肉、驢肉，以及各種野味。

（3）按時休息，不熬夜，不打麻將，性生活有所節制。

袁老闆堅持了一個月，取得了明顯效果，精神好了，性功能也有所恢復，我告誡他一定要堅持下去，切不可半途而廢。

調理了三個月後，他的各項指標都下來了，於是，我把藥量給他減了一半，並在茶中增加了一點菊花、金銀花。另外，我把養生茶的方子告訴了他，要他每天當茶飲，以加強脾胃運化。六個月後，他的體重從57公斤增加到75公斤，面色紅潤了，人也精神了，他認爲自已徹底康復了，就再也沒來找過我。

兩年後，一位中年男人突然來找我：「你一定要救救我弟弟！」

突然的造訪，令我摸不著頭腦，來人簡單介紹之後，我才明白是怎麼回事。此人是袁老闆的哥哥，他說他弟弟患上了肝癌，希望我能救他，我無可奈何地搖搖頭。不久之後，袁老闆因病去世了。後來得知，他調理好之後，又恢復了以前的生活習慣，不吃藥，天天喝酒，玩樂，而且特別喜歡吃狗肉。

俗話說：吃藥不忌口，藥效會溜走。中醫認爲，肝炎病毒是濕熱病毒，患者首先就得忌口，尤其是像狗肉這樣燥熱的東西，吃狗肉的同時再大量飲酒，更是雪上加霜。

現在人們經常有這樣一個錯誤的觀念：生病了，不是先從自身找原因，而是先急著找名醫。其實，這是本末倒置。即便是名醫找到了，如果患者不從根本上改變不良的習慣，一切都是枉然。

求醫錄

患者問：

我得的是B型肝炎，人們說這輩子也治不好了，我很自卑。

鐵牛老師答：

也沒必要這麼悲觀，世上沒有絕對的事情。無論是B型、C型，或者西醫說的大三陽、小三陽患者，都可以用下面的一組方法去調理，堅持三個月，你會有巨大的驚喜：

生活方：煙、酒、茶、狗肉、羊肉一定要戒掉。另外，每天要注意休息，不能太緊張，早晚散步，避免劇烈運動。

食療方：每天枸杞、山藥燉湯喝。另外，每隔兩天，食用白蘿蔔和瘦肉、排骨湯，還有蘿蔔鯽魚湯、泥鰍冬瓜湯等等。養生茶常喝，養脾胃。

調理方：茵陳、溪黃草、陳皮、茯苓、田基黃均量，每天煮水喝。雲芝、木蹄、赤芝、茯苓、各類靈芝類各2克，知了0.5克作為輔助配方，每天泡水喝。交替飲用，清肝、排毒。

患者問：

我雖然沒有肝炎，可是我最近工作非常累，在外面工作，吃的東西也不乾淨，我真怕自己會不會得了肝病。

鐵牛老師答：

肝臟是人體最重要的器官，它負責排毒、造血、調節內分泌，負擔非常大。其實對於肝沒有毛病的人，特別是平時工作勞累，飲食毒素多者，平時都需要注重對肝的護理。下面的茶飲和湯飲，每週都應該喝上幾次。

養肝茶飲：紅棗、枸杞（或加茵陳、太子參）泡茶；魚腥草泡茶喝；清肝排毒茶（見附錄一）或者經常喝排毒茶。

養肝湯飲：枸杞葉或辣椒葉燉排骨，或燉瘦肉、雞蛋；胡蘿蔔、香菇、番茄、山藥燉湯。常飲，會感到排尿通暢、睡眠改善、眼睛乾澀緩解，精力更加充沛。

5．養好肝，眼自明

長時間地上網、看電視、看書、玩遊戲，這些都會損害到眼睛。感到疲勞時，一定要休息一會兒，眨眨眼，閉目養神。還可以快速地搓熱雙手，用空掌捂住眼睛幾分鐘，這樣能夠疏緩眼部疲勞，增強眼部氣血循環。

民間有一種說法叫——「以肝補肝治目病」，意思是說，多吃動物的肝臟可以明目。這種說法是很有道理的。中醫認爲，目爲肝所主，肝開竅於目，肝藏血，目得血而能視。也就是說，肝氣疏順，眼睛就明亮；肝臟受損，眼睛也會受到牽連。

患有眼病的人，可以用多食動物肝臟的辦法進行調補。通常我調理眼疾，大多是從肝入手，肝養好了，眼疾自然就會好轉。那麼，**「如何調理眼疾」**呢？大家不妨從以下幾個方面進行嘗試：

1．要讓眼睛充分地休息

我快60歲了，平時喜歡看書，但我不用戴老花眼鏡，眼睛不花，也不近視。很多同齡人都感到很納悶。這可能與我的一個習慣有關吧，我平時會時不時地閉目養神休息一會，用個很時髦的詞來說，就是養眼。

現代的人長時間地上網、看電視、看書、玩遊戲，這些都會損害到眼睛，所以，感到疲勞時，一定要休息一會兒，眨眨眼，閉目養神，還可以快速地搓熱雙手，用空掌捂住眼睛幾分鐘，能夠舒緩眼部疲勞，增強眼部氣血循環。

2．多吃清肝明目、調理肝臟的食物

比如，桑葉枸杞茶、菊花茶。用硫黃熏過的菊花是要不得的，要用天然的菊花。養生茶，具有滋養肝津的作用，可以常喝。也可以常吃黃花菜、蘋果、番茄、綠豆、海帶湯這些具有排毒作用的食物。另外，與電腦爲伴的人可以多吃些胡蘿蔔，因爲胡蘿蔔中含有眼睛所需要的維生素A。

3．肝臟不好的人必須戒煙、戒酒、戒茶，否則，既會傷肝，又會傷眼

俗話說：眼睛是心靈的窗戶，一雙明亮迷人的眼睛會給人增色不少，那麼，是不是養好肝，眼睛就一定明亮動人呢？不一定，因爲眼睛還與腎臟有著密切的關係，如果長時間使身體處於疲勞狀態，就容易腎虛，腎虛也會造成視力下降。

五行中說腎爲水，肝爲木，而水能養木。所以，我們平時多吃一些滋養腎津的食物，對明目是大有幫助的。

求醫錄

患者問：

我最近經常在電腦旁一待就是十幾個小時，感覺眼睛都有些模糊了，您說用眼多了會不會也傷肝啊？

鐵牛老師答：

那是肯定的，所以我提醒經常用眼的人，一定要多注意休息，否則也會得肝病的。平時也可多喝一些附錄一中介紹的清肝排毒茶、養肝茶飲、養肝湯飲等等。

患者問：

我患有夜盲症，該如何調理呢？

鐵牛老師答：

早在隋朝的《梅師經驗方》中記載，用羊肝以淡醋食之，治療目暗、黃昏不見物。

患者問：我兒子得了紅眼病怎麼辦？

鐵牛老師答：可以用人奶滴到眼睛裏面，兩三次就可以好了；用菊花泡茶喝或者把菊花水，滴到眼睛裏也可以。

患者問：我最近得了沙眼，總流眼淚怎麼辦？

鐵牛老師答：用豬肝150克，胡蘿蔔150克，切碎，煮水，稍許佐料，一天吃三次，一個禮拜應可以解決。這些東西都和肝有關，肝開竅於目，忌吃韭菜、洋蔥、大蒜、辣椒。另外，可以用桑葉煮水後，用水去洗眼睛，一天兩次，兩三天就可見效。

6．水是最溫和的治病良藥

我認爲，所謂的排斥藥就是讓新的器官與原來的器官和平相處，不要發生矛盾，否則，患者的身體就會吃不消，而我用水來親和身體——通過水（養生茶、各種粥、湯類）讓外來的肝臟和身體達到最佳的和諧狀態，達到了同樣的效果。

三年前，我接觸了一位換肝的患者。這位患者的妻子以前來我這裏做過調理，比較認可我的調理方法。所以，在她先生換肝之前，想先聽聽我的建議。當時，她先生病得已經很嚴重，又黑又瘦，體重只有46公斤，醫生說，患者必須換肝，否則隨時都有生命危險。

結合她先生的情況，我告訴她，換肝手術是要做的，但換肝之前應該盡最大努力把身體調理好，否則，不用說換肝成功，就是手術臺這關都很難過得了。在我的指導下，她做了各種湯水來給丈夫調養身體。

經過一段時間的調理，她丈夫的身體強壯了一些，可以進行手術了。患者的手術非常成功，但這並不意味著患者能夠徹底康復，因爲還要通過排斥期這一關。患者每天需要吃大量的排斥藥和維生素，妻子擔心長期下去，丈夫的身體會吃不消。所以，術後半個月，她再次找到我，問我可不可幫助調理一下，以減少服藥量。

俗話說，是藥三分毒。本來患者的肝臟排毒功能就受到了影響，再吃大量的排斥藥、維生素，就是毒上加毒，長期吃下去肯定不行。經過愼重考慮，我爲這位患者制定了一套調理方案。我們道家講「以柔克剛」，我決定從水入手調整患者的脾胃，用脾胃吸收營養來代替維生素，最終使脾胃吸收的營養爲身體服務。然後，通過排毒親和調養法，使新肝臟自行造血、排毒。我制定的這個方案可謂是三管齊下。

（1）每週泡一次澡（見泡澡方），讓他大量出汗（之前他很少出汗），加快體內的排毒速度。

（2）每天大量喝養生茶，以增強腸胃運化。

（3）根據患者的情況，有針對性地配製了幫助肝臟排毒的排毒茶。

經過精心調理，三個月後，患者擺脫了排斥藥。對於換肝的人來說，雖然身體逐漸恢復了，但後期的保養也是至關重要的。我讓他每天早上、中午用馬鈴薯、紅薯、玉米煮粥喝，晚上要有湯飲，少吃大魚大肉、肥膩、刺激的食物，煙酒要戒掉，綠茶不能喝。

經過三年多的調理，現在患者的身體已經全面恢復，體重恢復到70公斤。之前這個患者還患有高血壓、糖尿病、痛風，現在各項指標都基本正常了。

醫學界普遍認爲，換肝的人很難活過三年。中國換肝的人最長活過8年，而且必須吃排斥藥，像這位患者不吃排斥藥活了三年多，很多專家都覺得不可思議。

我認爲，所謂的排斥藥就是讓新的器官與原來的器官和平相處，不要發生矛盾，否則，患者的身體就會吃不消，而我用水來親和身體——通過水（養生茶、各種粥、湯類）讓外來的肝臟和身體達到最佳的和諧狀態，達到了同樣的效果，俗話說：條條大路通羅馬嘛！

另外，我的方法還避免了讓肝臟承受過大的負擔，因爲只要是藥物就會增加肝臟的負擔，而排毒茶具有很好的協助肝臟排毒，減輕肝臟壓力的作用，可謂是一舉多得。

求醫錄

患者問：

我父親全身水腫怎麼辦？

鐵牛老師答：

水腫的原因有很多，可以用生石膏25克、冬瓜皮50克，煎水一天喝兩次，三天即可見效。

第四章 遠離胃腸疾病的煩惱

1．胃病：三分治七分養

胃病發病率很高，對人體健康的影響也是多方面的。大家一定要養好胃。關於胃病的調理，只有一個字——養，從改變生活習慣開始，使之慢慢好轉起來，任何猛藥、速效藥都不能解決根本問題。

《黃帝內經》有言：「胃者五臟六腑之海也，水穀皆入於胃，五臟六腑，皆稟氣於胃。」意思是說，胃是人體消化的器官，人吃進的食物都要靠胃磨碎、吸收、分解，然後把營養輸送給五臟六腑，胃好比是一台磨麵機，只有經過胃的加工，營養才能被人體所吸收。

如果胃出了問題，對人們健康的影響是非常大的，不是有句話叫——「人長壽，胃腸好」嘛！這足以說明胃的地位舉足輕重。然而，目前飽受腸胃病困擾的人卻不在少數。據世界衛生組織統計，不同人群的慢性胃腸病發病率高達80%以上，而且慢性胃腸導致的消化、吸收紊亂或障礙，還往往會引發其他疾病，甚至轉爲胃腸道惡性腫瘤。

胃病是一個統稱，常見的有胃炎、胃潰瘍、十二指腸潰瘍、胃鼓脹，胃癌、十二指腸癌等。儘管胃病的種類繁多，但究其原因不外乎以下幾個方面：

（1）精神過度緊張。

（2）吃得過飽，長期偏食。

（3）常吃寒涼的食物、飲料。

（4）常吃刺激性的、有毒的、腐敗的食物。

胃病發病率很高，對人體健康的影響也是多方面的。大家一定要養好胃。關於胃病的調理，只有一個字——養。從改變生活習慣開始，使之慢慢好轉起來，任何猛藥、速效藥都不能解決根本問題。下面我跟大家說說調理胃病的具體方法——

（1）改變不良飲食習慣，調整心理狀態，放鬆身心，因爲人一緊張，壓力一大，胃就會收縮。

（2）給胃留足空間，平時吃五成、七成飽就夠了。

（3）不能總吃單一的食物，應選擇那些、比較溫性、利於消化的、幫助代謝的食物，比如山藥湯，豬肚湯（生薑、白胡椒、白果、豬肚），都是很好的養胃食物。

（4）胃喜暖，俗話說：「胃要常暖。」胃暖和起來，人才會舒服，平時可以常喝一些黃酒、糯米酒，燙熱了再喝。

（5）可以吃一些具有消炎作用的食物，如魚腥草、蜂蜜、薑、蒜等。

通過上述的調理方法，就可以有效減輕胃的負荷。其實不僅是胃，任何一個器官，這一輩子能夠運動多少、耗多少，基本上都是一個定數，損耗得多、負荷過重，就容易出問題。

求醫錄

患者問：

我上週可能受了一些風寒，這週就感覺胃疼，您有什麼好方法麼？

鐵牛老師答：

可以用粳米320克，乾薑、鮮薑各30克，煮成粥後，每日三次，每次一碗，主治受寒胃疼。

2．調整生活習慣，遠離胃炎煩惱

胃炎與不良的生活習慣密不可分。遠離胃炎的根本是調整生活習慣，改掉不良的習慣，才能讓胃保持強健的動力。

七、八年前，一位礦山工人找到我，他說自己患胃炎已經十多年了，這十年來吃了不少中藥、西藥，還包括一些民間土方子，可就是不見好轉，同事們給他起了一個綽號叫「老胃」，不知情的人還以爲他姓魏呢！這位礦工臉色蠟黃，身體瘦弱，背部有些駝，因爲經常胃痛，所以他有一個習慣性的動作——總是捂著胃。

按理說，一般性的胃炎治療了這麼多年，吃了這麼多藥，應該是能夠治好的，他之所以遷延不癒，應該另有隱情。於是我問他說：「你平時有什麼不良的生活習慣嗎？」他嘿嘿一笑，「我也沒啥不好的習慣，就是愛打打麻將，喜歡吃辣椒、喝濃茶。」

「你打麻將的時間有多長，有多喜歡吃辣椒呢？」我繼續追問道。

「不用上班的時候，我基本上都是在麻將桌上度過的，吃辣椒那是每頓必有，否則吃不下飯。」

「那你平時是否會運動呢？比如爬山、散步之類的。」

「我們做礦工的，工作已經很辛苦了，不需要鍛鍊的。」

經過詢問，基本了解了他的胃病遷延不癒的原因。於是，告訴他一套調理的方法：

（1）一定要改變不良生活習慣——遠離麻將桌，不吃辣椒，不喝濃茶；飯吃七分飽，少量多餐。

（2）用蜂蜜調水，裏面加一點薑，空腹喝，一天三次，蜂蜜起到修補胃壁、消炎的作用；每天喝養生茶，增進脾胃運化；常煲山藥湯喝，一個星期喝兩次豬肚湯（半個豬肚，加上生薑，白胡椒15粒，白果少許）。

（3）飯後半個小時，到空氣新鮮的地方走一走，散散步。

按照我教給他的方法，調理一段時間後，他驚奇地發現胃不痛了，他不解地問我：「你給我的方子沒什麼特別之處，怎麼比我吃藥還管用呢？」我笑著說：「因爲你懂得珍惜自己的身體了，善待身體，身體也會對你好，胃自然就不痛了。」

另外，我還告訴他，如果胃再痛，可以用鹽炒熱黑豆、生薑（或者帶殼的穀子），用紗布包住，在痛的地方像電熨斗一樣熨，就能緩解疼痛，「拔」出胃中的寒氣。

有付出才有回報，調理疾病也應該如此，只有你善待身體，珍惜身體，身體才不會隱隱作痛，打擾你平靜的生活。

求醫錄

患者問：

我家小孩剛三歲，最近噯氣、泛酸，胃痛，該怎麼調理呢？

鐵牛老師答：

白蘿蔔500克，蜂蜜150克。將蘿蔔切丁，放於沸水中煮熟撈出，晾曬半日，再放鍋內加蜂蜜，用小火煮沸，調勻，冷卻後裝瓶，每日服3湯匙。適合於胃部脹痛、噯氣、泛酸的患兒食用。

3．調理胃寒，用薑、黃酒和蜂蜜

調理能在一定程度上緩解胃寒的情況，但是要想徹底遠離胃寒，還需要建立良好的生活方式，這是根基，否則，再怎麼調理，效果也會大打折扣。

幾個月前，一位朋友到我家裏來作客，我妻子端了一些水果，對老人說：「您吃個蘋果。」朋友擺了擺手說：「我不敢吃，一吃胃就疼。」

朋友的這種情況是典型的胃寒。胃寒是寒淤所致，胃寒的人受不了一點涼的食物，不能吃冰、冷飲，甚至吃一個蘋果，胃都會不舒服，會疼痛。胃寒的人胃部本身就缺乏津液，如果再吃寒涼的食物，會使胃的津液更加不足。津液不足，胃液過酸，就會腐蝕胃壁，導致疼痛的發生。對於胃寒的人，我通常會採取以下方法來進行調理：

（1）用養生茶補充水分（要趁熱喝），以增強運化，補充胃的津液。或者做米湯雞蛋花（家裏煮粥，把上面的米湯單獨拿出來，打一個雞蛋，打散煮開，再加一些薑片），趁熱喝，也能補充津液。

（2）常喝紅糖薑茶，薑有養胃、暖胃的作用。

（3）常用蜂蜜調水喝，有助於修復胃壁。

（4）如果胃寒的情況比較嚴重，也可以用黃酒（或客家糯米酒）煮雞蛋來吃，滋養腎氣，保證胃的津液充足，讓胃更加溫暖。

按上述方法調理，一般一個多月就會有很好的效果。我介紹的這套調理方法，其核心有兩點：一是補充水分，特別是補充和腸胃親和的水；二是排寒氣、升陽氣、消炎止痛。在這裏面，我主要用到了薑、黃酒和蜂蜜，它們各有其作用：薑能消炎鎮痛，薑、黃酒可以祛除寒氣，蜂蜜可以修復胃壁和祛除炎症。

俗話說，習慣決定健康，調理能在一定程度上緩解胃寒的情況，但是要想徹底遠離胃寒，還需要建立良好的生活方式，這是根基，否則，再怎麼調理，也會大打折扣。

我建議胃寒的人，應該從以下三個方面來調整生活方式——

第一、吃完飯，千萬不要馬上投入到工作中去。飯後休息半個小時，然後出去散散步，增加身體氣血運化，避免積食。

第二、飯吃七分飽，給腸胃留三分餘地，還要準時吃飯，晚上不要吃宵夜。

第三、吃的東西要選擇偏暖、偏軟、偏細、容易吸收的食物，像湯水、粥等等，儘量不要給胃增加負擔。待好轉之後，逐步補充一些粗纖維的食物，比如山藥湯、芥菜湯，以促進胃的運化。

第四、放鬆心情，忘卻煩惱，不要讓自己長期處於緊張、忙碌的狀態。

有句古話是這樣說的：「人無胃氣不治。」意思是說：如果胃患了病，則身體的其他疾病也難以治好了，可見，胃在身體器官中的重要性！

求醫錄

患者問：

我胃寒，有時在外面吃些大餐就胃疼，有好方法麼？

鐵牛老師答：

白米320克，乾薑、鮮薑各30克，煮成粥後，每日三次，每次一碗，主治受寒胃疼。另外，喝生薑紅糖水也能解決：紅棗、枸杞、生薑、紅糖適量，身體虛弱者可加一～三顆桂圓（血壓高者不加），煮茶，每天早上空腹飲用。

患者問：

我的胃有些紊亂，經常感覺脹氣，有什麼好的調養方法嗎？

鐵牛老師答：

可以用蘿蔔、山楂燉湯喝，蘿蔔能夠養胃，有的人吃了蘿蔔就放屁，就是在通腸胃、促運化。

4．胃潰瘍、胃癌調理有方

胃潰瘍、胃癌是由於腸胃疾病長期得不到調理，積勞成疾造成的，這就好比是一架機器，當它出現小故障的時候，你不聞不問，久而久之，小恙變大患，即便是調理，也是亡羊補牢，需要付出的代價要比當初大得多。

早些年的時候，一位30多歲的小夥子，患了胃潰瘍，來找我。我告訴他一些調理的方法，小夥子堅持三個月之後，有了明顯的好轉，非常高興。

他說這下又可以隨心所欲了，想吃什麼就吃什麼了。

當時，我再三警告他，一定要改變不良的飲食習慣，不然前面的功夫就白費了。小夥子不以爲然地說：「我年輕，沒事的。」

結果，兩年後，小夥子患上了胃癌，又來找我，十分後悔自己的所作所爲。

在說調理方法之前，我先來說胃病的發展階段：通常有三個階段，開始叫胃炎，逐步發展就是胃潰瘍，潰瘍再進一步發展，就可能成了胃癌。

關於調理方法，其實不論是胃潰瘍還是胃癌，其本質都是一樣的，都要靠養。養

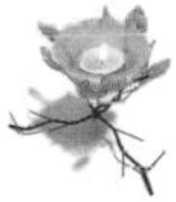

胃，首先就要改變不良的生活習慣，所不同的是，胃癌患者需要增加一些排除毒素和提升運化的食物。具體來說，方法如下：

（1）改變生活習慣，不能吃刺激性的、寒涼的食物，多吃稀軟的流質食品。

（2）建議胃癌患者每星期吃一到兩個甲魚，燉甲魚湯喝。

（3）每天喝養生茶，濃度可以加大，例如1：5的比例。另外，每週喝一至兩次排毒茶，以排除體內毒素。

（4）泡腳和泡澡也是必不可少的調理方法，可見道家暖足方、道家清和浴、簡易泡腳方，在此不再贅述。

胃癌患者一定要去正規醫院進行針對性的治療。除此之外，平時的調理也很重要。最重要的還是要靠自身的功能恢復，正氣上來，運化加快，飯量加大，抵抗力就會增加，身體才會快點好起來。

另外，可以吃點蜂蜜，蜂蜜不僅能養胃，還有消炎作用。同時，山藥湯也是很好的養胃食物。如果是胃潰瘍患者，最好每天吃點薑，可以起到殺菌的作用。待胃癌患者、胃潰瘍患者病情穩定下來之後，可以用陳醋泡大蒜，每天吃七、八個大蒜，效果不錯！

求醫錄

患者問：

我有胃潰瘍，您有沒有辦法幫我調理呢？

鐵牛老師答：

用大蒜泡醋48～72小時後，吃大蒜，有很好的效果。

患者問：

如果有胃潰瘍或者十二指腸潰瘍，如何調理？

鐵牛老師答：

車前子，炒好，碾末，一次4克，一天3次，早中晚飯前吃，忌吃刺激性的食物，效果明顯。

5．護住肚臍，才能遠離腹瀉

拉肚子的時候，多會伴隨著絞痛，或者梗塞，患者會感覺非常疼痛。我們可以用一點點生薑，把它搗爛，然後再加上一點點白酒，敷在肚臍上，具有止痛和祛除寒氣的作用。

腹瀉是人體一種常見的排毒反應，是身體自發地把吃壞的東西（毒素），或把體內的寒氣排出體外的過程。人們吃壞了東西，感染了病菌，或者是脾胃受到了寒邪入侵，導致腸胃功能減弱，都會出現腹瀉。

一般情況下，針對腹瀉的情況，我很少使用藥物，儘量使用廚房裏的食物、調料作爲主打，正所謂藥食同源嘛！如果出現腹瀉，可採取以下方法——

首先，在腹瀉發生期間，不可亂吃東西，記得多補充水分。可在白開水中加一點鹽和糖，如果能喝一些米湯，效果會更好。

接著就要止瀉，如果家裏有做酒的酒餅，拿一點點和著水吃下去，就有止瀉作用，這主要是利用了其中的酵母成分。另外，還可以用紅糖、生薑、大蒜煮水喝，也能止瀉，因爲它可以幫助收斂。

一般的腹瀉採用以上的方法，就能收到很好的效果了。如果是痢疾，情況就嚴重一些。按照西醫的說法，痢疾是因爲某些細菌的感染所致。中醫則認爲主要是受寒所致。如果拉大便時帶有黏液出來，這說明津液不夠耗損了。

拉肚子的時候，多會伴隨著絞痛，或者梗塞，患者會感覺非常疼痛。我們可以用一點點生薑，把它搗爛，然後加一點白酒，敷在肚臍上，具有止痛和祛除寒氣的作用。也可以拿吹風機，對著胃脘這一塊轉圈吹，疼痛的部位要重點吹，吹的時間可以久一些，這個辦法往往會起到意想不到的止痛效果。

另外，我們前面介紹的泡腳方也具有升陽、祛寒的效果。如果放屁，這就是身體陽氣升起，祛除胃腸寒氣的表現，是好轉的趨勢。

肚子受寒會引發腹瀉。現在經常看到一些女孩子喜歡穿衣服時，把肚臍眼露出來。殊不知，肚臍眼是最怕冷的，最容易受到寒邪入侵。肚臍這個位置叫神闕穴，人們在睡覺的時候，一定要把這個地方蓋好，保暖措施做好了，才能遠離腹瀉。

求醫錄

患者問：

我家小孩不到2歲，經常腹瀉，有沒有適合孩子的調理方法呢？

鐵牛老師答：

可以採用揉肚臍的方法：左手放在肚臍上，右手壓在左手上，用力往下摁。沿肚臍左上方揉至右上方，再往下揉至右下方，再揉至左下方，再揉至左上方，如此揉肚臍一百次。堅持下去，就會有一定的療效。

患者問：

我老是拉肚子，一直都沒有好，有什麼辦法麼？

鐵牛老師答：

用綠茶5克，大棗5枚，紅糖適量，煮水，一天吃三次，對久瀉不癒，有很好療效。也可以用生薑、紅糖、蒜、蔥白，均量搗爛，用麵粉調開，敷在肚臍上。

6．嘔吐，生薑、蜂蜜來幫忙

嘔吐如翻江倒海，大有把五臟六腑吐出來之趨勢，怎樣快速止吐呢？吃藥？打針？打點滴？不用勞煩醫生，廚房裏的生薑就能幫您忙，止嘔、暖胃，薑到病除。

侄女兩夫妻平時很少吃海鮮，這次去湛江——盛產海鮮的海邊城市，爲了解饞，一連吃了幾天的海鮮。海鮮雖好，但不能多吃，因爲海鮮屬寒，吃多了，胃寒，如果再吃了不新鮮的蝦蟹，情況就更糟糕了。

另外，喝太多的酒也會嘔吐，在這裏，我特別提醒大家的是，吃海鮮，尤其不能喝啤酒，否則會引發痛風。

找到了病根，剩下的就是對症下藥了。我不慌不忙地從廚房拿來兩個薑片，侄女剛要問我做什麼，一陣噁心又想吐，就把話又咽了回去。我趕緊把薑片塞到她嘴巴裏。

「這東西能管用嗎？」侄女半信半疑地看著我。我微微一笑。

不一會兒，侄女嘔吐的症狀就得到了一定的緩解，接下來，我用生薑、紅糖、陳皮煮水，讓他們喝了幾大杯，先暖胃，爲了見效快又放一些甘草，甘草能夠解百毒，半天後，兩人基本痊癒了。

爲了鞏固效果，我又讓他倆泡泡腳，排排汗（詳見第一章第18小節『泡腳方道家暖足方』）。排汗有助於祛除體內寒氣，升發陽氣，在排汗的同時，多喝養生茶，到了晚上，兩人又活蹦亂跳了。

臨走的時候，我囑咐他們回去後，把蜂蜜調成水飲用，因爲嘔吐造成了胃黏膜的損傷，喝蜂蜜水有助於胃黏膜的修復。如果沒有胃出血的情況，還可以用海帶、綠豆煮水，以幫助排肝毒，緩解酒精對肝的傷害。因爲有時喝酒嘔吐不完全是胃的問題，也有可能是肝臟超出了排毒的承受力。

嘔吐是人們日常生活中常見的一種症狀，吃壞了東西會嘔吐，某些疾病也會引發嘔吐，那麼嘔吐是怎樣發生的呢？簡單地說，嘔吐就是人們吃到胃裏的東西不能盛納了，出現了逆反。這個過程一般可分爲三個階段，即噁心、乾嘔和嘔吐，但有些嘔吐可無噁心或乾嘔的先兆。

雖然嘔吐會讓人感到很難受，但這是好事，因爲它可以幫助人體把胃裏的有害物質排出體外，這是機體的一種防禦反射，有一定的保護作用。不過，需要注意的是，頻繁而劇烈的嘔吐可引起脫水、電解質紊亂等併發症，若情況嚴重，應及時就醫。

可能在大多數人意識裏，嘔吐的問題應該出在胃上，其實不然，肝功能比較弱的人，聞到豬油也會嘔吐，另外，食物中毒也會導致嘔吐。總之，欲想止嘔，必先尋其根源，方能藥到病除。

求醫錄

患者問：

暈車嘔吐，有什麼好辦法嗎？

鐵牛老師答：

暈車是人體內在的平衡系統出了問題，按手上的合谷穴（虎口）位置，就可以緩解。另外，容易暈車的人，平時出行別忘了帶一些生薑，想嘔吐可以含一兩片在嘴裏，也能夠降胃氣、止嘔。

7．腹脹真難受，試試白蘿蔔、山楂

腹脹是一種很常見的症狀，雖不是病，但脹起來令人寢食難安。放寬心、節制飲食、增加運動量，同時配合飲食調理，腹脹就能去無蹤。

腹脹，幾乎人人都會遇到，在不同的年齡段，都會出現這種現象。小孩因積食，肚子會板硬，有時青筋都會看得很清楚；大人腹脹一般是頂脹，感覺像是有東西頂起來，心臟有壓迫感；特別是上了年紀的人，腹脹的情況幾乎天天有，有時吃了飯，肚子就會鼓起來，甚至不吃也會鼓。

腹脹也叫鼓脹，這看起來雖不是什麼大病，但它會讓人不舒服，影響人的睡眠，這也是身體運化功能低下的一個報警信號。至於爲什麼會發生鼓脹，目前現代醫學還沒有一個定論。

有一次，我到一個社區去講課，幾個聽課的老人問我：「我們經常腹脹，有時會特別難受，站著、坐著、躺著都不舒服，你有沒有好辦法，幫我們解決一下呢？」

俗語說：治病不如防病。在給他們解決腹脹之前，我首先告訴他們引起腹脹的幾個原因：休息不夠，心情緊張，工作勞累；吃得過飽，食物不消化，便秘排泄不通暢；運動太少等等。

分析完原因，我告訴他們一些方法，讓他們回去試一試。

（1）腹脹期間，不能吃得太飽，最好五成飽，吃流質食物，比如粥、湯水。

（2）飯後休息20分鐘後，慢慢散步。感覺腹脹的時候，可以以肚臍爲中心，揉腹，順時針36次，逆時針36次。從上往下推36次。

（3）用白蘿蔔、白蘿蔔葉、山楂這三種東西煮水喝，可以加一點冰糖。這個方子對於因消化過程中產生的廢氣、毒素引起的腹脹，作用明顯。通常在食用此方後，很快就會放屁，一放屁，腹脹就能得到緩解。

後來，我接到社區主任的電話，說這些老人在嘗試了我給他們的方法後，效果不錯，他代表老人感謝我。

除了以上介紹的調理腹脹的方法外，人們在平時應注意心理調節、按時作息，因爲心情緊張也容易造成腹脹。還有，要控制飲食，多吃一些應季的水果，增加腎的津液。可以常喝我介紹的養生茶，做一些山藥湯，加強脾胃運化，這都是解決腹脹的好方法。

另外，經常腹脹的人應該注意預防便秘，因爲腹脹與便秘是密不可分的。

求醫錄

患者問：出現便秘時，該怎麼辦？

鐵牛老師答：可以每天早上用香蕉蘸蜂蜜吃，平時注意休息，幾天就能夠緩解。

患者問：

我兒子一歲多，消化不良，肚子鼓脹，怎麼辦？

鐵牛老師答：

可用雞內金（雞胃囊外面的包皮），200克，乾炒至焦黃，碾成末，存好。一次3～5克，一天一次，沖白糖水喝，或煮粥給小孩子吃。

8．結腸炎的自然療法

生病了，不是先急著去找藥，而應該反省自己的生活出了什麼問題，這是源頭。只要先堵住了源頭，才能防止身體越來越糟糕，否則，吃藥、打針，都是在做無用功。調理慢性病，就像房子漏水，不先找到漏水的根源，關閉開關，就忙著清理，那是徒然的。只有把漏水的根源堵住了，再慢慢地疏通管道，才能順暢。

前兩天，接到朋友的一個電話，說是在我的幫助下，調理好了多年不癒的結腸炎，這次是專門打電話感謝我。幫人忙，乃是道家的分內之事，何況是朋友呢！

我的這位朋友大概是在三年前來我這裏做調理的，當時他爲了治療這病，沒少花錢遭罪，打針吃藥不計其數，用他自己的話說，都快成藥罐子了，可就是不見好轉，問我有沒有妙招讓他「起死回生」。我於是給他提出了四點要求：

（1）洗心革面、重新做人，徹底改變不良習慣。因爲他是個麻將迷，整天沒日沒夜地打麻將，我鄭重地警告他，一定要遠離麻將桌，不然神仙也幫不了他。

（2）放鬆身心，工作多忙，多累，都不能給自己施加太大的壓力，一定要心平氣和地對待工作，對待生活。

（3）每天早晚散步兩次。（後來據說，他爲了給自己的散步增添些情趣，還專門養了一條小狗，每天早上六點到六點半、晚上七點到八點出去遛狗。）

（4）每天用蜂蜜調水喝，常吃蓮子銀耳湯，還要常喝些甘蔗水。

當我把這個調理方法告訴他的時候，他還將信將疑，他說這是什麼調理方法呀！沒有實質的東西。我解釋說：無論是什麼病，首先就要把基礎工作做好，改掉壞習慣，病就好了一半。這在道家叫「無爲而治」。不需要吃藥，只要生活方式改變到自然的軌跡上來，用最簡單的食物調理，病就會自然好轉。

這次他打電話過來，非常興奮地說道：「沒想到，聽了你的話，還眞管用，吃了不到四個月，困擾我多年的結腸炎、大便乾結、便秘、腹脹就不見了蹤影，這兩年都沒有吃藥了，病早好了！」

其實，這是我意料之中的事情，他心情放鬆了，運動增多了，排汗增加了，久坐（打麻將）的時間少了，又用蜂蜜滋潤了腸道，銀耳湯幫助生津，自然不用吃藥，就可以讓身體回到正常軌道上來了。

不僅是結腸炎，任何一種慢性病的發生都與人們不健康的生活方式、飲食方式、心理狀態有關。有人說：「把吃出來的病吃回去。」而我卻是要說：「吃出病了，你首先就要做到不吃了！」佛家中講：「有因必有果。」你既然種下了因，早晚有一天，果是要發生的。

調理慢性病，就像房子漏水，不先找到漏水的根源，關閉開關，就忙著清理，那是徒勞無功的。只有把漏水的根源堵住了，再慢慢地疏通管道，才能順暢。

求醫錄

患者問：

您剛才提到的那個蓮子銀耳湯，怎麼做呢？

鐵牛老師答：

用銀耳（白木耳）、蓮子（帶芯）、枸杞、幾顆去核的紅棗，放在一起煮，起鍋前加冰糖，或起鍋後加蜂蜜食用，即可。

9．生痔瘡，辣椒炒田螺有奇效

按中醫理論來分析，痔瘡多是因為人的肺氣肅降功能有問題，引起氣血下墜，導致肛門的收攝不住。另外，與腎氣虛弱也有關係。平時可以喝點葡萄酒，各類應季的水果要多吃，以滋養腎津，還要注意避免虛耗，以固住腎氣。

有一對夫婦來找我，一見面，丈夫就著急地說道：「張老師，您幫我們看看吧，我們倆口子都有痔瘡，一到早上，我們就搶廁所。」

我笑了笑說：「世間有『夫妻相』，還有『夫妻病』！你們都得痔瘡，那說明你們夫妻感情好，有福同享有難同當嘛！」這句話，看則是句玩笑，實則是大實話。因爲夫妻飲食生活習慣相同，所以很容易同時患上痔瘡。

「那你們平時都喜歡吃些什麼？」我接著想要了解情況。

「我是四川人，喜歡吃川菜，做飯時喜歡放些辣椒，丈夫也就跟著入鄉隨俗了。前幾天，我感覺肛門奇癢難忍，用小鏡子一照，發現肛門口有個小肉瘤。沒過多久，丈夫也有了痔瘡，而且大便出血。」妻子趕緊接話茬。

「這病實在是太痛苦了，每次要上廁所，都跟上刑場一樣，去醫院看了，醫生給開了一些消炎藥，還打了針，可就是不見效，您有偏方沒有啊？」不等我說話，丈夫又趕緊過來插話道。

「偏方說不上。不過，我可以教你們幾個簡單的調理方法，回去試一試。

「首先、調理的這段時間要忌口，各種辛辣刺激、肥膩的，比如辣椒，牛、羊肉都不能吃。平時還要注意休息，不能太過勞累。

「其次、每天必須把肛門周邊清洗乾淨，不能殘留有宿便。

「第三、兩個人互相監督，每天早上用一些蜂蜜和陳醋調水喝。

「第四、每天出門前，搞點純正的芝麻油在肛門周邊搽一搽，保證肛門的潤滑。

「最後、從明天開始，吃一個禮拜的田螺，用生薑、大蒜、辣椒炒田螺。」

聽完我的方子，兩人面面相覷，「您說的這幾個方面我們都能做到。就是最後一點，我不明白。這生痔瘡還能吃辣椒炒田螺？是以毒攻毒嗎？」

不僅是這對夫婦，很多人都會對我這個辣椒爆炒田螺，心存疑問。我給大家解釋一下。炒田螺放生薑，是幫助腸胃的運化和消炎；田螺能生津，可以調理肺氣的肅降功能，提升肛門的收攝力。

這對夫婦按照我說的方子，堅持四天後，打來電話，說痔瘡的部位不痛了，也不便血了。我囑咐他們再堅持幾天，同時，要堅持長期忌口，才能使痔瘡的患部逐步減小。

民間有句話叫「十男九痔」，其實不只是男人，女人得痔瘡也很普遍。因爲這種病十分常見，所以，很多人對它掉以輕心，殊不知，久拖不僅會加重病情，增加治療難度，而且還會引發更加嚴重的後果。

尤其是老年人，痔瘡會導致排便困難。排便時腹壁肌肉因此強力收縮，腹內壓增高，致使血壓升高，老年人如果患有腦動脈硬化者可導致腦出血，因此，痔瘡病雖小，卻大意不得。

按中醫理論來分析，痔瘡多是因爲人的肺氣肅降功能有問題，引起氣血下墜，導致肛門的收攝不住。另外，與腎氣虛弱也大有關係。平時可以喝點葡萄酒，各類應季的水果要多吃，以滋養腎津，還要注意避免虛耗，以固住腎氣。

痔瘡有內痔和外痔之分，所謂外痔就是內痔已經長大了，表現在外面。痔瘡的產生與人的飲食習慣有直接的關係，它是胃的運化失常，體現在人體排泄的最末端——肛門部位，痔瘡嚴重的時候還會伴有脫肛。

求醫錄

患者問：

是不是患上了痔瘡，吃辣椒炒田螺就可以了？

鐵牛老師答：

不是的，這是一般的調理方法，如果嚴重的話，還是需要及時就醫的。

10．香油炒小白菜，幫忙解決便秘煩惱

便秘了，坐在馬桶上，白費力氣，毫無結果，這樣的煩惱你有嗎？吃藥了，沒用，那就試試食物調理吧！清晨一杯蜂蜜水，每天用香油炒小白菜，簡簡單單，解決便秘煩惱。

一天，一位女士來找我。她非常苦惱地告訴我，她一週才大便一次，而且每次排便都無比痛苦，排的量不多，且乾結，像羊屎似的，一粒一粒的，這種情況已經持續了很多年。雖經過多方治療，吃過很多藥，但情況一直沒有好轉。她抱持著最後一絲希望找上我，希望我能幫幫她。

這位女士只有30歲，但看上去卻比實際年齡大很多，臉上有很多的黑斑，一雙熊貓眼，精神狀態也很糟糕。以前，我也接觸過類似的患者，說實話，便秘這種小毛病，看似不嚴重，但它對身體的危害是多方面的，並不是表面排便困難那麼簡單。結合她的具體情況，我推薦給她一些簡單的調理方法——

俗話說：好習慣決定健康。欲調理，首先就要從改變不良習慣做起，養成良好的生

活習慣。我建議她每天早上喝一杯蜂蜜水，或者將陳醋和蜂蜜拌在一起調水喝。

其次是讓她用香油炒小白菜，多放一點香油，每天都要吃。還要經常吃一種涼拌菜：香菜、白木耳、黑木耳，加點香油、陳醋，涼拌。這兩個方子有很好的通便效果。

最後要多吃應季的水果補充津液，多吃香蕉，多喝甘蔗水。爲了鞏固療效，我還教給她做養生茶，來增進脾胃運化。

一個月以後，這位女士打來電話，她高興地告訴我，她的便秘問題解決了，現在再也不害怕上廁所了，而且她還收穫了一份意外的驚喜，皮膚上的黑斑不見了，人變漂亮了。其實，這是順理成章的事情。大便通暢了，身體裏堆積的垃圾沒有了，體內毒素排出去了，黑斑當然也就不見了。

好了之後，我讓她鞏固效果，平時要多吃水果，如甘蔗、香蕉等，增加腎的津液；多喝養生茶、山藥湯，增強運化。休息好、氣血充盈、氣血通暢、津液有餘了，便秘的問題就不會再出現了。

另外，我還告訴她，平時要多吃一些讓肺氣滋潤的食物，比如蓮子銀耳羹。中醫認爲，肺和大腸相表裏，我們可以通俗地理解，這是一對患難兄弟，往往是一方有難，就會殃及另一方。

在這裏，我想特別提醒大家一點，遇到便秘，千萬不要用麻黃、大黃一類的藥物去通便，這些都是大瀉的藥物，很容易傷害身體，甚至出現危險——一旦肺氣收攝不了，肛門就可能不能收縮。所以，最好還是選用食物調理。

求醫錄

患者問：我經常便秘，有沒有好一些的解決方法？

鐵牛老師答：用蜂蜜和陳醋來調水喝，一勺陳醋即可，蜂蜜隨意。早上空腹，最好七點左右喝。平時吃些山藥湯，增強腸胃運化，問題很快就能解決。

11．便血的食物調理方——蜂蜜、柿子、田螺

便血是一種比較常見的疾病，發生的原因錯綜複雜，但通常情況下，多與人們的不良飲食習慣有關。對於一般性的便血，去火、生津、消炎，即可奏效。

便血是一種常見病，吃壞了東西，休息不好，腸胃有炎症，或者患上直腸癌，都可能引起便血，總之，便血的原因有很多。如果是經常性的、不明原因的便血，就應該立即到醫院做個化驗，查明原因，對症治療。

幾年前，一位鄭先生急急忙忙來找我。鄭先生不僅經常便血，而且還有痔瘡。通常這種情況應該與不良生活習慣有關，於是，我問他平時有什麼愛好，比如喜歡吃什麼？鄭先生說他喜歡吃辣，辣椒炒肉、辣椒炒雞蛋、辣椒油拌飯，只要是與辣椒有關的食物，他都喜歡吃，沒有辣椒就吃不下飯。由此，我判斷他的便血應該與他的不良嗜好有關。結合他的情況，我給他提供了一些調理方法——

首先，每天用蜂蜜調水喝，早、中、晚各一次。

其次，黑木耳10克，柿餅兩個，用水煮，煮爛後吃柿餅喝水。

一般情況下，患者在用過以上的方法後，三到五天就可以止血。我告訴他，便血止住之後，再用下面的方法治療痔瘡：生薑、辣椒、大蒜炒田螺（性極寒），連續吃兩天，用於治療痔瘡。

在調理九天後，他特意來向我道謝：「張老師，真是太感謝您，你提供的這幾個方子，真有用啊！我每天早中晚喝蜂蜜，再吃木耳柿餅，連用了五天，大便一點血都沒有了。第六天，我開始吃炒田螺，連續吃了三天，痔瘡也不痛了。」

另外，我還告訴他，如果以後大便的時候，痔瘡還痛，就在肛門處擦一點芝麻油。爲了鞏固療效，我勸他戒酒，多吃一些水果生津液，注意休息，不可過度勞累。

我之所以會採取以上方法調理便血，這與便血的產生原因是分不開的，一般性的便血主要有下面幾個原因：肺氣肅降不好；大便不通暢，偏硬；津液不夠，虛火所致。我用黑木耳和柿餅，可以固腎氣生津液；腸道有炎症，蜂蜜可以解炎症；痔瘡是因燥熱所致，田螺是寒性食物，具有生津液的作用。

求醫錄

患者問：

我大便時偶爾會便血，但不痛不癢，是不是不會對身體有危害呢？

鐵牛老師答：

不是的，先不說便血是什麼病引起的，就單說便血，時間長了，容易使體內丟失大量的鐵，引起缺鐵性貧血。而且，便血的原因有很多，可能是某些嚴重的疾病所引發的，這種情況下，應該立即到醫院裏檢查一下。

12．食道癌患者的日常調理方

人總是好了傷疤忘了疼，生病的時候，對自己所做的事後悔莫及，可等病好了，又開始我行我素，最終導致一命嗚呼，可悲呀！尤其是對癌症患者來說，調理應該是一輩子的事情。一個人對疾病的重視程度，決定了身體向好或壞的方向發展。

我在山裏的時候，經常走幾十里的山路去採藥。一次路過一個偏僻的村莊，到一農戶家裏討水喝。這家主人非常熱情，在與我聊天的過程中，我發現這個人說話的聲音嘶啞，氣色也很差。我猜測此人應該患有重病，就問旁邊的老婆婆。她長歎了一口氣：「唉！命苦啊，我們家這個死鬼，命不好，得了癌症，人家說沒得治了，等死了！」

原來，這個農戶家的男主人患上了食道癌，醫院說是到了中晚期。這家人窮，聽醫院裏說治病要花好多錢，而且即使治療，也只能多活幾個月，索性就回家了。這位老婆婆告訴說，現在他老伴吃飯的時候很痛苦，吞咽的時候會有疼痛感，吃不了硬飯，平時只能喝一些粥、米糊之類。

「那你知道你老伴怎麼患的這個病的嗎？」任何疾病的發生都應該有一定的根源，

這個男人也不例外。「我想可能跟他年輕時不注意身體有關，他年輕的時候常在山裏面砍柴來賣每次上山就帶幾個饅頭，渴了就喝口泉水。那時他經常胃痛，他就一直忍著，疼得厲害了，就到醫院拿些止痛藥吃。拖到現在歲數大了，一檢查竟然是癌症。」

聽老婆婆講完，我非常同情他們的遭遇，決定幫幫他們。「我是道士，常給人調病，癌症是個慢性病，這種病多活三、五年沒問題，有的拖個十年二十年的也有。如果願意，你們可以按照我給你們的方子調理。」於是，我給他們寫了幾組調理方：

（1）排毒茶。我發現他們村子裡有很多的百花蛇舌草、魚腥草，家裏都種著冬瓜，所以就讓他們取均量的新鮮的百花蛇舌草、冬瓜皮、茅根、魚腥草，每天煮水喝。

（2）道家養生茶。用糙米、黑米、大麥、枸杞做成養生茶（見道家養生茶），做得濃一些（正常水和米的比例1：8，可將比例調爲1：5），每天當茶大量喝。

（3）喝蜂蜜和蜂王漿。蜂王漿一個星期最少喝一次，蜂蜜要每天喝，無論是喝蜂王漿，還是蜂蜜，都加一些薑汁，用溫水調開後，早上空腹喝。

（4）一定要吃新鮮的食物，鹹菜、醃肉、茶、酒、剩菜、牛肉、羊肉、鴨肉、鵝肉、海鮮堅決不能吃，也不能喝生冷的水。

（5）平時要注意休息，按時作息，不能太勞累，晚飯休息30分鐘後，散散步。

大概又過了七、八年，一次，我有機會再次路過這個村子，又遇到了那位老婆婆，她告訴我，老伴上半年去世了。她說，老伴按照我的方法，開始堅持得很好，五六年以後，身體恢復得差不多了，就不太注意了，生活習慣又回到了以前，結果……

人總是好了傷疤忘了疼，生病的時候，對自己所做的事追悔莫及，可等病好了，又開始我行我素，最終導致一命嗚呼，可悲呀！尤其是對癌症患者來說，調理應該是一輩子的事情。一個人對疾病的重視程度，決定了身體向好或壞的方向發展。

求醫錄

患者問：

請問胃癌患者可以用以上的方法調理嗎？

鐵牛老師答：

醋泡大蒜調理胃癌：胃癌患者，用大蒜泡在醋中48～72小時，每天吃七、八顆，很多胃癌初期、中期的患者，吃了這個效果都很好。

雞內金調理胃癌：還可以用雞內金（曬乾）、薏米，三七的比例，磨成粉，每天早中晚，調水沖服。對各種癌症都有幫助。

第五章 保護好「嬌嫩」的器官

1．肺需要呵護：新鮮空氣，潤肺食物

肺是人體的嬌臟，是人體最易失守的一道防線。所以，延長壽命的關鍵就是護肺，保養肺臟應養好脾胃、扶固腎氣。

肺處於人體胸中最高的位置，中醫稱肺爲「華蓋」。我們可以用個形象的比喻來說明肺的作用，它就好比是一把雨傘，爲五臟六腑擋風遮雨。由於位置特殊，所以很容易受內外因素損害，是人體最「嬌嫩」的器官。好多傳染性疾病，首先侵犯的就是肺，比如前幾年流行的AIDS、A型流感、禽流感等等。

近年來，肺病的發病率居高不下，其原因主要有以下幾點：

（1）汽車尾氣、煙塵、工業污染，使街上的空氣品質下滑，骯髒的空氣嚴重傷害肺臟的健康。

（2）吸煙人群的有增無減。吸煙不僅危害自己的身體，也會對他人造成傷害。吸煙是慢性支氣管炎、肺氣腫，和慢性氣道阻塞的主要誘因之一。

（3）不良的飲食方式。有些人喜歡吃過甜、過膩、過油的食物，這些食物會造成體液黏稠，痰濕淤毒從肺部排出來的時候，就會出現咳嗽、排痰、哮喘等症狀。

（4）腎臟耗損過大。腎臟能夠為肺提供津液和能量，腎元耗損、身體過度疲勞，首先就會體現在肺上，出現排痰增多、咳嗽、哮喘等症狀。

肺是人體的嬌臟，是人體最易失守的一道防線。所以，延長壽命的關鍵就是護肺，**「肺的養護」**可以從以下幾個方面入手——

（1）改變生活環境，避開污濁的環境，或做好防護措施，養成快吸慢吐的呼吸習慣，加大肺活量，學會調息。

（2）每週兩次用豬肺、花生、黃豆煲心肺湯喝，以滋潤肺部。

（3）定期喝豬血湯，放一些花椒，豬血可以帶走一些肺部的塵埃。

（4）經常用白木耳、蓮子（帶芯）、花生米做羹吃，多喝一些山藥湯，以增加脾胃運化；應季的水果打汁飲用，來滋養腎氣。

（5）多到山邊、河邊、森林等氧氣充足、負離子多的地方走一走，做一做深呼吸，使肺部充分地舒展。

另外，按照中醫的說法，肺在五臟中屬金，金生水（腎屬水），土（脾屬土）生金，所以，保養肺臟應養好脾胃、扶固腎氣。

求醫錄

患者問：

蓮子銀耳湯、百合蒸雞蛋怎麼做比較好呢？

鐵牛老師答：

蓮子銀耳湯：用銀耳（白木耳）、蓮子（帶芯）、枸杞、幾顆紅棗去核，起鍋前加冰糖，或起鍋後加蜂蜜食用即可。具有潤肺的效果。

百合蒸雞蛋：用鮮百合一個，切碎，加雞蛋一個或兩個，絞碎拌勻，加入少量水，加一些薑汁，隔水蒸熟，可參照雞蛋羹的做法。對潤肺、止咳往往有奇效。

2．調理肺病要扶正固本

肺臟是人體的嬌臟，最容易生病，而且一旦生病，就容易遲延不癒，所以，調理肺病一定要扶正固本。扶正就是扶助正氣，固本就是調護人體抗病之本。通過扶正固本以促進生理機能的恢復，簡而言之，就是增強免疫力。

肺乃嬌臟，天氣變化、大氣污染、不良的生活習慣，都會導致肺病的發生，在這一節，我將詳細地跟大家說一說肺炎、哮喘、肺氣腫的調理。

1．肺炎、哮喘的飲食方子

我的一個朋友患哮喘已經多年了，最近天氣變化，又染上了肺炎，這讓本來就比較嬌嫩的肺臟，更加吃不消了。一天朋友找到我，請我幫忙給他調理一下，於是，我給了他一些飲食方子，讓他試一試。

（1）每天喝蜂王漿、蓮子羹，蓮子須帶芯的，起鍋時可以用冰糖或蜂蜜來調味。

（2）每週喝兩次用豬肺、花生、黃豆煲的「心肺湯」。

（3）冬瓜剖開兩半，把500克泥鰍處理好後（最好帶血），放入冬瓜，把瓜合在一起，蒸三四個小時。可用來滋養腎氣，滋陰效果明顯。

（4）經常用枇杷葉煮水喝。

肺臟是人體的嬌臟，最容易生病，而且一旦生病，就容易遷延不癒，所以，調理肺病一定要扶正固本。扶正就是扶助正氣，固本就是調護人體抗病之本。通過扶正固本以促進生理機能的恢復，簡而言之，就是增強免疫力。

2．肺氣腫的調理，潤肺養腎是關鍵

肺氣腫是老年人的常見病，病人只要一動，就會氣喘吁吁。在中醫裡，肺氣腫是喘症的一種。人體的肺就像一個氣筒，擴張吸入空氣、收縮排出空氣，肺氣腫就是出現了漏氣的現象，氣跑到肺泡外而去了。肺氣腫的病人多伴有多年的慢性支氣管炎、哮喘、咳嗽、咯痰等症狀。肺氣腫的調理，我一般採用的方法是潤肺、養腎。

常吃百合雞蛋。用百合、雞蛋、薑汁，隔水蒸。如果肺有問題，有的人吃了會不舒服，這是觸及病根的自然反應，也叫好轉反應。

還有，蘿蔔切成丁，放入純蜂蜜（必須是原汁蜂蜜），淹沒，待蘿蔔蔫了，丟棄蘿蔔，用蜂蜜調水喝，能促進祛痰、排痰。

最後每天飲用「養生茶」、「排毒茶」。養生茶可以幫助運化、滋潤肺部，扶固腎氣；排毒茶能夠清理掉體液中的垃圾。

特別提醒大家一句，有病要早治，莫養成大患。如果肺炎、肺氣腫、哮喘沒有得到有效的治療，隨著時間的推移，就會從量變發展到質變，以至於患上肺癌。

求醫錄

患者問：我是一個哮喘病人，請問像我這樣的病人，能吃辛辣食物嗎？我平時特別喜歡吃辣，還喜歡吃一些油炸食品。

鐵牛老師答：不可以，應該忌辛辣油膩的食物。肺病屬於急性熱病，辛辣的食物更容易化熱傷津，使病情加重。油膩的食物也會生內熱，使肺氣受阻。

3．肺病的調理，首先要從脾胃入手

中醫看病最大的特點就是追本溯源，所以，不懂中醫的人，是很難理解肺病爲何需調理脾胃的。

前兩年，我在深圳的《大家講壇》講課，有個中年人問我：「我得過肺結核，吃了多年的藥，結果不但肺結核沒有治好，肝、腎也都不行了，連做男人的尊嚴都沒了。這是爲什麼呢？」

我解釋說：「藥物能治病，也能致病。長期服用治療肺結核的藥物，會影響肝、腎的排毒，肝、腎功能下降，自然會影響到夫妻性生活的和諧。」

後來，這個中年人來找我，跟我詳細講述了他患病的一些情況。他41歲，10年前患上了肺結核，吃了10年的藥，結果是越吃藥身體越差。我一邊聽他敘述，一邊仔細打量他：非常清瘦，面色黑黃，背微駝，無精打采的，看上去要比實際年齡大很多。

中年人是家庭的頂樑柱，這樣病歪歪的，不僅要承受身體上的病痛，心理壓力也是非常大的。通過和他溝通，我建議他採用道家的自然調理法。這個方法簡單實用，也很經濟實惠。

（1）蘿蔔蜂蜜。每天早上用蜂蜜和白蘿蔔（150～200克）泡水喝。白蘿蔔切丁，用蜂蜜浸泡一個半小時，把白蘿蔔丟棄，用蜂蜜泡溫開水，每天早上空腹服一次，中午、晚上各服一次。待病症減輕後，早上服一次即可。有助於促進肺部排痰。

（2）蓮子銀耳羹。用蓮子、白木耳、黑木耳、枸杞燉羹，起鍋時加蜂蜜或者冰糖，每天吃一次。

（3）服用養生茶，用來調理脾胃。

他按照我的方法調理了不到一個月，又來找我，激動地握著我的手：「張老師，我發現精神好多了，還找回了做男人的尊嚴！」我告訴他，這是腎氣起來了，說明身體正在逐步好轉。

看到他的身體有了好轉，是我最開心的事情。我告訴他，雖然已經有了效果，但切不可半途而廢，一定要堅持下去，要多喝水，多喝應季的果汁，生津液，因爲肺喜潤惡燥；千萬不要讓空調對著吹，因爲肺屬嬌臟，最容易受損；要經常泡腳；適量運動，每天順著河邊散步一千公尺。

按照中醫的說法，肺是嬌臟，很容易生病，而且還常常是大問題，肺結核就是其中之一。肺結核的發病原因是肺的黏液不夠，宣洩不了、肅降下不來，就出現了障結。最要命的是，肺結核很難徹底治癒，調理不好很容易一再地復發。

另外，肺生病了，還會牽扯無辜，因爲五臟是相生相剋的，土（脾）生金（肺），脾胃不好，會影響肺；金生水（腎），肺不好又造成腎水不足，對腎功能造成影響。

因此，肺結核的調理，首先要從脾胃入手，這是根本，恢復了脾胃的運化功能（養生茶），再配合蘿蔔蜂蜜促進排痰，蓮子銀耳滋潤肺部，用水果汁滋養腎，再加上適量的運動，即可逐步恢復身體機能。

求醫錄

患者問：感冒過敏引起的乾咳，老是好不了，晚上還會咳醒，怎麼辦？

鐵牛老師答：芝麻適量、木耳10克搗爛，冰糖適量，沖開水喝，早上空腹吃，三天就可治癒。注意：忌食魚腥、過鹹的食物。

4．咳嗽也是在排毒

人們幾乎都認爲，咳嗽不是個「好事」，其實這是一種誤解。咳嗽是保護呼吸器官的一種生理反應，它可以把身體裏邊的髒東西排出來，可以說，咳嗽也是一種不錯的排毒方式。

在中醫裡，非常重視「痰濕」這個概念。可能多數人認爲，人只有咳嗽了，才會產生痰。其實不然，痰本身就存在於人的身體之中，稱之爲痰濕之毒。如果不將它排出來，就會在身體中沉澱下來，久而久之，即發展爲疾病。

有一位張女士在我這裏做調理時，閒聊之中，談起她的婆婆。她的婆婆去年因肺癌去世了，可是令她納悶的是，婆婆從不抽煙，居住的環境也沒有什麼污染，爲什麼會患上肺癌呢？詳細詢問之後，發現她的婆婆有一個愛好，就是喜歡吃煎炸食物，煎炸的食物在身體裏很容易形成痰濕之毒，這應該是導致她患上肺癌的重要原因。

偶爾咳嗽一會兒，排排痰，對身體是有好處的。我的一位朋友喝了一週的猴兒玉液，一週後，這個朋友問我：「老師，你這個猴兒玉液好奇怪，喝一杯，幾分鐘就感覺嗓子裏有痰，有些難受，不喝就沒事。」

我解釋說：「這說明你身體裏有很多痰濕，猴兒玉液幫你升陽的同時，把痰濕排了出來，這對身體的恢復是有幫助的。」我的這個朋友原先患有嚴重的濕疹，又繼續喝了幾週，痰排乾淨了，濕疹也好了。

有時候我們會發現嗓子裏有痰，很不容易排出來，那該怎麼辦呢？我們可以請食物來幫忙，比如下面的方子，就很管用。

（1）多吃滋潤、生津、加快排泄運化的食物，比如，用蓮子（帶芯）、花生、枸杞煲湯煮水喝。

（2）用蘿蔔蜂蜜（蘿蔔切丁，泡在純蜂蜜中半小時，然後丟棄蘿蔔，用剩下的蜂蜜調水喝）也能夠促使排痰。

（3）咳嗽比較厲害的話，可以用百合、薑汁加雞蛋，做雞蛋羹吃，具有很好的止咳作用。

排痰看似與肺有關，其實這只是一個方面，很大程度上與腎氣、心肺之氣直接關聯。腎氣充盈，就能促進肺的排痰。剛才我介紹的排痰食療方法，在補足腎津的同時，還能增加肺的宣洩，對於排痰有很大的幫助。

求醫錄

患者問：

我家小孩一到秋天，就容易咳嗽，有沒有什麼辦法可以調理呢？

鐵牛老師答：

可以做一點秋梨冰心飲給孩子食用，將梨從齊頸處切開，去核，放入冰糖10克，蓋好，放入小碗內隔水蒸一小時，連皮連水吃完。每天兩次，連服三天。

5．久咳不癒，根源是腎氣不足

有些人長年受咳嗽、哮喘的侵擾，每次發病，吃點止咳藥，就有點效果，但用不了多久，煩惱又來了。這說明問題不在肺上，而是在腎上，腎經虛弱也會久咳不癒。只有在潤肺的同時，扶住腎氣，才能病自除。

說到咳嗽、哮喘，大多數人會想當然地認爲是肺出了問題，其實不然。深圳的各個社區經常邀請我去講課。有一位林先生，才60歲出頭，他問我：「我怎麼老咳啊，都咳了好幾年，吃什麼止咳藥都無濟於事。」

我仔細觀察這位林先生的面部，發現他臉色偏黑，耳朵發乾，耳朵上的皺紋明顯，頭髮乾枯，很顯然，這是腎氣虛弱的表象。

於是，我對他說：「林先生，你雖然表現出來的是肺部症狀，但根源在腎。你仔細想一想，是否還有其他症狀，比如腰疼、失眠、耳鳴。」林先生想了一會兒，告訴我：「哎呀，是啊，我天天都腰痛，睡眠不好，有時還有耳鳴。」

這說明林先生的腎確實很虛弱，要解決咳嗽的問題，就必須先調好腎，腎調好了，咳嗽的問題也就隨之解決了。於是，課堂上，我就告訴了他一套調理方法——

（1）每天早上用白蘿蔔切成丁，泡在蜂蜜裏半個小時左右，蘿蔔發蔫即可，然後倒掉蘿蔔，用剩下的蜂蜜調水喝，每天早中晚各喝一次，連喝21天，具有排痰的作用。

（2）每週燉一隻雞吃，放些黨參、黃芪、枸杞、紅棗，連吃八週。

（3）每天喝一點黃酒，要燙熱再喝，以增加身體運化，促進腎氣升騰。

（4）每天空掌拍拍腰腎，或者用雙掌快速搓腰，把腎搓熱，用以固腎。

另外，我特別囑咐他，在調理期間，絕對不能有房事，要固住自己的腎氣。

半個月後，我接到林先生的電話，他挺高興：「你給我的方法管用，咳嗽的症狀明顯減輕了。」爾後，我讓他每天用百合（最好是新鮮百合，乾品也可以），加上雞蛋、一點薑汁蒸著吃，一天一次。

又過了半個月，林先生再次給我打來電話，他告訴我：「我一點都不咳了，真沒想到，五年的咳嗽，一個月就調理好了。」

我告訴林先生的這個方子，其根本就是調理腎、強腎，通過雞湯、黃酒、拍腎把腎氣扶起來，要求他禁欲三、四個月的目的在於固住腎氣，再通過蘿蔔蜂蜜排痰，最後用百合雞蛋幫他潤肺。

通過這個案例，我想告訴大家的是——「腎氣足百病除」，大多數長期咳嗽不完全是肺的問題，根源是腎氣虛弱，腎津不足所致。

求醫錄

患者問：長期哮喘是不是也與腎氣虛弱有關呢？

鐵牛老師答：是的，哮喘和咳嗽一樣，並且哮喘往往是肺氣、腎氣更弱的表現。

患者問：感冒過敏引起的乾咳，老是好不了，晚上還會咳怎麼辦？

鐵牛老師答：芝麻適量、木耳10克搗爛，冰糖適量，沖開水喝，早上空腹吃，三天就可有療效。注意：忌食魚、腥、過鹹的食物。

患者問：

風寒咳嗽、虛寒久咳，該怎麼辦？

鐵牛老師答：

把新鮮生薑切3～5片，不要過厚，加適量核桃和紅糖拌勻，分三次服下，止咳效果明顯。另外，冬蒜數瓣搗爛，加冰糖或白糖（紅糖忌用）適量，用沸水沖泡，溫服，可以止咳化痰，對各種原因引起的咳嗽，如小兒百日咳、老人痰咳、傷風咳、肺癆均有療效。

6．肺癌

肺癌的調理，不能單一化，不應該僅從清肺潤肺入手，而應該進行綜合調理，以增強體質爲根本，首先就要調理好脾胃。只有脾胃的消化吸收功能增強了，才有戰勝病魔的能量。

中醫有個說法——「你原來得過什麼病，傷害到哪裡，將來還有可能會再度傷害到那裡。」比如，有些人小時候容易因感冒引發肺炎，如果治療不及時、不徹底，很容易在下次感冒時再次引發肺炎，長大後，就應該注意肺部保健。

提到癌症，很多人會大驚失色，因爲在多數人眼裏，癌症就等於死亡。其實，癌症並不像大家想像的那樣糟糕。癌症是人體的最後一道防線，從某種程度上說也算好事，西方醫學家認爲，腫瘤是血液的篩檢程式、淨化器，如果沒有腫瘤，患者就會因壞血病而加速死亡。

關於癌症的調理，我認爲不能單一化，而應該進行多方面、綜合性的調理，肺癌的調理同樣如此。調理肺癌，我通常以滋潤脾胃、升陽、提升機體的自然免疫力爲主。在五行中，肺屬金，土生金，所以，肺癌的調理首先從脾胃入手，脾胃吸收好了，運化能量有了，陽氣升騰上來了，肺部的修復能力也就會增強。

我曾接觸過這樣一位患者：50多歲的中年男性，小的時候患過肺炎，青年時患過肺氣腫，吸煙成性，有幾十年的吸煙史。一年秋天，他發現咳血，並伴有背部疼痛，經醫院檢查，確診爲肺癌晚期。他找我來做調理，我囑咐他一定要接受醫院的正規治療，然後配合調理，增強體質，延長壽命。當時我給了他幾條建議：

（1）改變生活習慣。充分休息，禁煙，遠離空氣骯髒的環境，平時多到山邊、河邊、森林等氧氣充足、負離子多的地方走一走。

（2）蘿蔔切成丁，放入純蜂蜜，淹沒，待蘿蔔蔫了，丟棄蘿蔔，剩下的蜂蜜調水喝，一天三次，可促進肺部排痰。

（3）用銀耳、杏仁、蓮子、枸杞、冰糖、花生米每天燉湯喝，杏仁能止咳，花生米能加強肺部宣洩、肅降功能。

（4）每天大量喝養生茶、排毒茶，養生茶可以幫助脾胃運化、滋潤肺、扶固腎氣；排毒茶能夠清理體液中的垃圾。

（5）最好全素飲食，肉食儘量不吃，特別是牛、羊、魚、鵝、兔肉更不能吃。另外，我還特別提醒患者，不能再過性生活。因爲肺肅降功能缺失，無法控制腎的收斂，陽氣很容易升騰，從而導致病情惡化。

至今這位患者已經帶病生活三年了，病情基本得到了控制，大大提高了生活品質。

求醫錄

患者問：

肺癌患者多吃哪些食物有利於病情的恢復呢？

鐵牛老師答：

平時可以多吃富含維生素A、維生素C，以及及清肺潤肺的食物，如胡蘿蔔、葡萄、百合、慈姑、炒杏仁、白果、核桃仁、蘆筍、羅漢果、枇杷、梨等。

第六章 腎臟健康，則身體強壯

1．健康長壽，關鍵在固住腎元

中醫認為，腎乃先天之本，固住腎元保住命，這說明腎對維持身體健康是非常重要的，那麼，腎對身體有哪些作用呢？

（1）腎是儲存先天元氣的地方，先天元氣我們叫做腎元，腎元是生命之本。先天元氣虛弱，人就容易生病，而且壽命大多不長。

（2）腎有解毒功能，它能把血液中的毒素分解，然後以尿液的形式排出體外。（其實五臟中每一個器官都有解毒功能，只不過各自在運化的不同階段作用不同。）

（3）腎有平衡人體酸鹼度等作用。腎是臟腑中工作負荷最重要的器官之一，身體的任何部位出現問題，腎都會敏感地覺察到。

如今，腎病的發病率逐年上升，其最主要的原因就是過度透支先天元氣，造成腎元不足，從而疾病纏身。先天元氣，從人出生那刻就已經成爲定數，耗完了，生命也就結束了，沒有靈丹妙藥能夠補得回來。打個比喻，先天元氣就好比煤炭、石油，是不可再生的資源，人們一定要省著點用。

現在人們的生活水準大大提高了，按理說，吃得好，喝得好，人們的健康狀況應該更好，但事實卻是物質越豐富，人的欲望越大，先天之氣耗費得越快，人們的健康狀況令人擔憂。健康是錢買不來的。

深圳曾經進行過一次社會調查，壽命最長的老人有111歲，百歲以上的老人有90多個，調查發現，這些長壽老人家庭並不富裕，飲食上以粗茶淡飯爲主，而且都愛運動，心態較好。

那麼，如果我們已經腎虛了，是不是就不可救藥了呢？當然不是，只要沒有耗到枯竭，還是有機會的，就像我們的積蓄用多了，但只要沒用完，把散落的錢收回來，避免不必要的支出，回歸簡單的生活，一樣可以活得長久。

養好腎元，首先就要增強腎的固攝力，少消耗，多吃五穀雜糧，按時作息，改變不良生活習慣，讓自己回歸到自然和諧的生活軌道上來，能把散落的腎氣收回來，從而達到長壽的目的。

特別提醒大家一點，養好腎元是循序漸進的過程，沒有捷徑可走，千萬不要認爲吃大補之藥就能健康長壽，殊不知，這會大傷身體，反而使先天元氣消耗過快。像人參、鹿茸、蟲草這些補藥，吃了之後好像陽氣升起來了，其實那只是表象，實際上會更多地調用腎元、耗費腎氣元。

求醫錄

患者問：

最近半年，我的頭髮白了很多，我想請問一下是不是與腎有關呢？

鐵牛老師答：

有這種可能性，中醫認為——「腎藏精，其華在髮」，而且「肝藏血，髮為血之餘」，所以頭髮能反映出我們體內肝、腎的健康狀態。

對於這種情況，可以用何首烏1500克，老山參100克，泡白酒2500克，15天後，每天晚上睡覺時喝50克，對白髮變黑很有效。

2．養腎即養生

中醫認爲，腎爲先天之本。腎臟健康，則身強體壯，腎臟虛弱，則會疾病纏身，甚至危及生命，所以，我認爲百病歸元，養腎即養生，只有懂腎、愛腎，才能眞正的健康長壽。

我常講「百病歸元」，也就是說各種疾病都與腎元不足息息相關，腎元足，則臟腑強；腎元不足，則臟腑弱。所以，人在患病之後，首先就要休息好，減少腎元的消耗，否則，就會加重病情。我認識一位矽肺病患者，在生病期間，依然不注意休息，耗損體力，結果導致病情惡化，最終醫治無效死亡。

調理腎臟是中醫治病的一個重要入手點，中醫認爲，固本還元是治療各種疾病的基礎，腎臟好了，元氣充足了，百病自然消除。一般我在調理疾病時，首先要做的一件事就是固養腎氣。

我曾經採用固養腎氣的方法，幫一位婦女調理風濕和頸椎病，僅調理了三個月，不僅使她的風濕病、頸椎病有了明顯改善，而且皮膚有光澤了，氣色紅潤了，精力也旺盛了，這就是腎元充足的表現，眞可謂是牽一髮而動全身。

腎乃先天之本，腎臟出了問題，就會使整個身體處於癱瘓的狀態。腎臟不好的人通常會表現爲口乾、四肢無力、水腫、易疲勞，女性會經痛，男性會出現陽痿、早洩、性無能等現象。對於腎臟的調理，可以概括爲八個字：扶陽、固陽、壯陽、還陽。

（1）扶陽：對於腎虛弱的人，首先把陽氣（腎元）扶起來，把體內散亂的陽氣收回來。（道家暖足方、道家清和浴就是扶陽。）

（2）固陽：改變不良習慣，不過多地耗費腎氣，穩固好剛剛扶起來的元氣。

（3）壯陽：在固住元氣的基礎上，壯大它，吃些有營養的東西，把身體補上來，增強脾胃後天之氣，滋養腎元。

（4）還陽：最後回歸到自然的狀態——嬰兒的狀態，嬰兒是純陽之體，陽氣十分充盈。

調理腎臟，可以用泡腳、泡澡、暖足、長壽玉液、黃酒煮雞蛋、枸杞桂圓湯、黃芪枸杞茶，這些方子都具有扶陽、固陽、壯陽的作用。

另外，調養腎臟，還需要打通身體的淤堵，把血液中、腎臟中的垃圾排除掉，讓人體運化順暢起來。按照中醫的說法就是通淋利尿，通過排尿來排出身體裏的毒素。通過泡腳、泡澡、運動，促進排汗，然後再通過大量喝水，促進排尿，就是一種非常不錯的排毒方法。

現在有些人一聽說腎虛，就想當然地認爲，虛就應該補，於是拼命地吃補品，其實，這種做法並不可取，因爲身體已經淤堵了，無論你吃多少，身體根本吸收不了，反而是越吃越堵。

求醫錄

患者問：一段時間以來，我總是感覺腰酸背痛，會不會是腎虛了呢？

鐵牛老師答：不一定，腰酸背痛的原因有很多，除了腎虛，還可能是腎結石、腎積水，或者是腎功能早衰竭等疾病。對於腎功能不足，可以用敷肚臍法：薑、五倍子、桂枝均量，搗爛，加一些蜂蜜，敷在肚臍上。

3．腎虛，補不回來

現在電視上、報紙上，關於腎虛的廣告鋪天蓋地，雖說這有些誇張，但是現代人普遍腎虛卻是不爭的事實。

三年前，一位事業有成的男士來找我。他無精打采，身體有些虛胖，皮膚粗糙。

他告訴我，他從二十多歲就做IT，一直到現在三十八歲，幾乎沒有好好休息過一天，大腦總是保持高度的緊張。過度的勞累，使他的身體每況愈下，經常耳鳴，睡覺睡不踏實，腰酸背痛，冒冷汗，半夜還會口乾舌燥，老是小便無力，尿不乾淨。

通過他敘述的情況，我分析他這是腎虛。

我告訴他：「壯陽只能靠自己，我只能試著幫你調理，逐步讓你的身體和腎臟恢復健康，在調理前，你首先要改變不良的生活習慣。」

（1）多吃五穀雜糧。皮膚粗糙是由於精細食品、大魚大肉、肥膩的東西吃得太多造成的，要遠離山珍海味，多親近五穀雜糧。

（2）喝養生茶，每天兩次，早上喝時加點蜂蜜，有助於排毒。另外，要遠離咖啡、茶，尤其是綠茶，這些東西雖然可以提神，但對腎氣的損耗是比較嚴重的。

改掉不良習慣以後，我又針對他腎虧損嚴重的情況，制定了一套調理方法：

第一階段：用枸杞、黃芪，再適當地放一些黨參、當歸，頭21天每天煮水吃一次。

第二階段：21天以後，每天早上用黃酒煮雞蛋吃。

第三階段：每天做一些俯地挺身，然後，雙掌握空掌，拍打自己的腎臟。

大約三個月左右，他告訴我，他感覺舒服多了，睡眠品質提高了不少，最令他激動的是，每天早上會有晨勃了。我鼓勵他再接再厲，繼續堅持。六個月後，他來找我說，現在腰不痛了，精力也充沛了，酒、煙、咖啡徹底戒了，茶也很少喝。爲了鞏固療效，我又給他拿了一些清體、排毒的排毒茶，讓他定期服用。

現在電視上、報紙上，關於腎虛的廣告鋪天蓋地，雖說這有些誇張，但是現代人普遍腎虛卻是事實。那麼，爲什麼會出現這種情況呢？主要是與人們的不良生活有關，比如：夜生活、縱欲過度，生活不規律，很晚不睡覺，工作中長期精神緊張，大腦得不到休息，久坐不動，沒有節制地飲酒，這些都會對腎造成嚴重的傷害。

腎虛分爲腎陽虛和腎陰虛，其實無論哪種情況，都可以歸結爲腎元氣不足。腎就是存儲先天元氣的地方。道家講「先天元氣」，先天元氣是一切生命之本，這是從娘胎裏帶來的，僅此一份，一旦耗費將無法補償。

所以，腎虛只能通過扶陽，把身體裏散落的元氣收回來；接著固陽，固住腎元，使之不過多地丟失，然後才能升陽氣，最後還陽，簡單地說，就八個字：扶陽、固陽、升陽、還陽。

求醫錄

患者問：

吃補品可以壯陽嗎？

鐵牛老師答：

不可以，先天元氣是無法補的，是與生俱來的，現在有些廣告鼓吹吃什麼補品就可以補腎，那都是騙人的，而且往往會對身體造成不良影響。

對於先天元氣，只能靠滋養的方法，一種是後天元氣——脾胃飲食滋養；另一種是用水果津液來滋養，像我們用水果做的「猴兒玉液」，就最能滋養腎津。

4．服用青竹葉煮水，排尿不再困難

排尿困難是一種痛苦不堪的事情，尿不出，尿不淨，有疼痛感，這些會給人們日常生活帶來許多不便及難言之隱。排尿是人體肝、腎、肺、血液等排毒的一種方式，排尿困難長期得不到有效的治癒，就會影響毒素的排出，爲疾病的發生提供可乘之機。

一天，一位朋友打來電話，很著急，說話都有些語無倫次，仔細聽過之後，才明白其中的原委。原來事情是這樣的——

朋友的妹妹患上了尿毒症，排不出尿來，醫生建議導尿，但他擔心這樣會使排尿更加困難，於是，就給我打來電話，尋求幫助，並再三地強調說十萬火急。

我趕緊告訴朋友：「你先別著急，趕緊採一斤青竹葉回來，用1升水來煮開，給她喝下去。」朋友照我的方法做了，待他妹妹喝下之後幾個小時，尿就排出來了。

一般遇到排尿困難的情況，我都是從利尿、固住腎氣、消炎幾個方面綜合調理。利尿的方法有很多，比如，用冬瓜皮、玉米鬚、紅豆煮水，海帶、綠豆煮水，這兩個方法都能起到通淋利尿的作用。剛才介紹的青竹葉煮水，對尿路感染的人也有一定的幫助。

順利排出尿，這只是第一步。接著要固腎元，可以吃一些核桃，一天吃三個（晚上臨焗、早上生吃），就可以把腎氣慢慢固住，有助於緩解尿頻、夜尿的情況。特別提醒一點，無論男女在調理期間一定要禁止同房，按時作息防止勞累，以免繼續消耗腎氣。

第三步，扶腎氣，可以用黃芪、枸杞煮水服用，也可以用桂圓、枸杞煮肉湯、雞湯、鴿子湯，這些都有扶養腎氣的作用。

第四步，消除炎症。用魚腥草、車前草、馬齒莧等煮水服用，都具有消炎的作用。不過，建議大家，有了炎症，還是去醫院做個檢查，口服消炎片，效果會更直接。

一般情況下，調理兩三天後，排尿就會通暢起來，顏色變淡，尿頻現象也會減少。

求醫錄

患者問：

我今年快80歲了，每次排尿都不順暢，尤其是坐久了，排尿就更加困難了，這是為什麼呢？

鐵牛老師答：

人老了腎氣不足這是很自然的現象，久坐也會造成排尿困難，因此老年朋友應該適當運動。天氣適宜的時候，最好每天早晚都出去散散步，邊走邊拍打一下腰腎，這對緩解排尿困難有一定的幫助。

5．慢性腎炎的食物調理法

慢性腎炎的成因主要包括先天腎氣不足；過度疲勞，造成腎元耗損過度；腎臟出現淤堵、障結。其常見症狀有小便困難、血尿、蛋白尿、全身無力、性生活品質下降等，嚴重的還會出現水腫。

慢性腎炎不僅嚴重危害身體健康，而且病程長，康復慢，很難徹底治癒，欲想重獲健康，在接受正規治療的同時，注意平時的調養是非常重要的，只有雙管齊下，才能與疾病握手言和，帶病活到天年。腎病的種類有很多，包括急性腎炎、慢性腎炎、水腫、尿毒症、腎病綜合症等。對於腎病患者來說，除了要接受正規的治療外，注意平時的調理也是必不可少的。我在幫人調養身體的過程中，遇到的慢性腎炎患者較多，通常這類患者的調理，以通淋利尿、滋養腎氣、穩固腎元爲原則。

在講調理方法之前，我們首先來認識一下慢性腎炎。慢性腎炎的成因主要包括先天腎氣不足；過度疲勞，造成腎元耗損過度；腎臟出現淤堵、障結。其常見症狀有小便困難、血尿、蛋白尿、全身無力、性生活品質下降等，嚴重的還會出現水腫。

一般慢性腎炎的治療週期較長，徹底治癒的可能性不大，如果能夠配合日常調理，對患者康復是非常有幫助的。我曾經遇見一位24歲的小夥子，還沒有結婚就患上了慢性腎炎。他家裏人非常著急，擔心因爲這個病會影響小夥子的下半生幸福，於是，他的父親找到了我，「張老師，你能不能幫我兒子調理一下呢？」

我詳細詢問他兒子的情況。他告訴我，他兒子雖然只有24歲，但看起來像個小老頭，背都馱了，臉上水腫嚴重，看過很多醫生，中藥、西藥吃了不少，平時也吃一些補品，但都沒有本質的改觀。結合小夥子的情況，我給他父親提出了一些調理建議：

（1）一定要注意休息，不能熬夜，更要節欲保精，以固住腎氣。

（2）車前草（新鮮的用量爲150克到500克，乾品減半）用淘米水泡一個小時，然後煮水喝，每天喝三次，用來通淋利尿。

（3）用紅豆、冬瓜皮（或用生薑的皮）煮水吃；也可以用白鯽魚和蘿蔔燉湯（油不要過重）吃；冬瓜皮直接煮水喝，有消水腫的作用。

另外，平時多用瘦肉加枸杞燉些湯喝，或黃芪、枸杞燉雞湯，以滋養腎氣；條件允許的話，可以將泥鰍洗乾淨後，用開水汆燙，然後曬乾或在鍋裏焙乾，磨成粉，加黃酒，每天吃兩至三次，每次5克，對滋養腎陰非常有效。

兩個月後，這位孩子的父親打來電話，他說孩子面黃肌瘦、無精打采的情況有所改觀，去醫院檢查，各項指標也都有所下降。三個月後，我讓他調整一下藥量，車前草可爲隔天一次。至今，這位患者的情況都保持得不錯，病情沒有再加重。

一般情況下，慢性腎炎患者在調理三個月左右，都能使病情得到一定的緩解，但後期一定要注意保養，否則，慢性腎炎很容易發展爲腎病綜合症，或者尿毒症。

求醫錄

患者問：

我老是感覺腰痛，醫生說我是腎虧造成的，您有沒有什麼方法幫我？

鐵牛老師答：

一般腎虧腰痛或者婦女產後腰痛，可以用韭菜籽半斤，炒黃，碾成粉末，每天10克用淡鹽水送服，服用時禁房事。

6．膀胱炎的營養調理法

治療膀胱炎首選的藥物就是抗生素，雖然效果明顯，但長期使用抗生素會產生一定的副作用，所以，病情較輕或者是慢性膀胱炎患者，不妨採用食物調理，通淋利尿、扶固腎氣，也能取得不錯的效果。

上個星期，我的一個朋友打來電話，他說他媽媽膀胱炎的毛病又犯了，尿頻、小便困難，非常難受，問我有沒有好的方法解決。我朋友的媽媽今年快70歲了，50多歲的時候，就患上這個毛病，由於農村衛生所的醫療條件不好，所以，沒能得到很好的治療。

聽完他的敘述後，我建議他到田裏找一些車前草、魚腥草煮水喝，每天兩三杯。喝了兩天後，朋友給我打來電話，說他媽媽的情況有所好轉，但還是不太舒服。於是，我又讓他加點金錢草。我之所以開始沒有推薦給朋友，是因爲金錢草偏寒，我擔心老人的脾胃吃不消。這樣又喝了三天，老人尿痛的毛病是解決了，但依然尿頻，還伴有腰痛。

綜合老人的一系列情況，我判斷老人不應該只是患上膀胱炎這麼簡單，應該是因長期患有膀胱炎導致的腎虛。通過與朋友的進一步交談，我了解到最近老人一直忙於女兒的婚事，沒能好好休息，才導致病情加重。

於是，我又告訴朋友兩個養腎的方法：用桂圓、枸杞燉排骨湯、鴿子湯、雞湯給老人服用；晚上老人腰痛的時候，用吹風機吹一下肚臍。

調理膀胱炎和調理腎病有許多相似之處，基本原則都是「通淋利尿」和「扶正腎氣」。在給老人調理的時候，我用到了車前草和金錢草，其作用都是利尿通淋，也有利於消除炎症。魚腥草具有消炎的作用，桂圓加枸杞燉排骨湯是爲了扶正腎氣、升陽。

幾天後，我打電話告訴朋友，不要再用桂圓做湯，因爲桂圓升騰太快，改爲單用肉湯、雞湯，逐步把身體養好鞏固住。

後來，朋友不解地問我：膀胱炎不是炎症嗎？怎麼滋補一下就好了呢？我告訴他，膀胱炎除了炎症外，也是腎虛導致的障結，腎動力不足，就會感覺尿出不來，尿長時間淤積在腎臟裏面，就會變質，造成酸性過多，從而損害腎臟的解毒和過濾功能，產生蛋白尿、血尿。

急性膀胱炎症還是要到醫院去檢查一下，醫院裏做正規的消炎治療還是必要的，不能任其發展。上述調理的方法也可以在正規治療的同時，幫助病人恢復時使用。

求醫錄

患者問：我晚上經常有夜尿，要起來上廁所，有什麼方法調理嗎？

鐵牛老師答：這是腎氣虛弱、固攝能力不強的表現，可以每天早上吃幾個生核桃，睡覺前吃幾個鹽焗的核桃，二～三天就能好轉。

患者問：我得了尿道炎，尿不出來很難受。該怎麼辦呢？

鐵牛老師答：你就用竹葉500克，煮水喝，一天三次，大部分情況，當天就能夠尿出來了。

7．前列腺炎，用食物來調理

人上了歲數，就容易添毛病，尿頻、尿急、尿不淨、有疼痛感，家裏的廁所成了每天去的次數最多的地方，這是很多前列腺炎老人的苦惱。如何才能解決這一煩惱呢？排汗消腫、通淋利尿、固住腎氣是良策。

前段時間，我的一個朋友帶父親來找我。朋友的父親已經罹患前列腺炎兩年了，用列必治治療過一段時間，但總是時好時壞，一直沒有根治。老人身體已經出現了水腫，臉部、腹部都腫得比較嚴重，並伴有尿頻、尿急、小便困難，特別是到了晚上，情況更加嚴重，一晚上要起床七、八次。

通過問詢，我了解到一個重要資訊，這位老人是東北人，平時就愛吃肉，豬肉、狗肉、羊肉、牛肉都愛吃，就是不喜歡吃蔬菜。據此，我判斷，老人可能是吃肉太多，腐敗酸淤堵導致了前列腺炎的發生，於是，我就給他用了如下的調理方法：

（1）增加排汗和排尿。通過道家暖足方、道家清和浴的洗和泡，促進身體排汗，在排汗的同時，可以喝我們前面介紹的排毒茶、養生茶，補充大量的水分。

（2）用紅豆、薏米煮粥吃，或者用紅豆、冬瓜皮煮水喝，有利於消水腫。

（3）固住腎氣。調理期間不能有性生活，不要熬夜，要多休息。

（4）調理後期，可以用黃芪、枸杞、薑燉些雞湯，或者用桂圓、枸杞燉鴿子，滋養腎氣。平時吃些核桃，增強腎的收攝力。

兩週後，老人水腫消退了不少，晚上尿頻的情況也有所緩解，小便比以前順暢多了。一段時間調理後，老人的身體狀況明顯好轉，老人準備回東北，臨走之前，我特意囑咐他，以後要注意合理飲食，肉食和素食比例3：7劃分，以蔬菜、水果、穀類爲主，一定要注意休息好。

前列腺炎是老人的常見病，多與腎虛有關，常見的發病原因有：先天之氣（腎元）不足，有些人天生腎元虛弱，免疫力低下；後天不節制，性生活、熬夜、工作緊張耗損過度；體液中酸性物質過多，造成黏液、淋巴系統淤堵，沒及時通暢。

前列腺和男性的性功能息息相關，前列腺出現問題，也會影響到性功能，另外，它也是誘發前列腺癌的重要因素，所以，提醒大家，患上前列腺炎一定要高度重視，積極治療，以免造成不可挽回的後果。

求醫錄

患者問：我剛剛30歲，就檢查出前列腺炎，不是說老人常患這種病嗎？

鐵牛老師答：前列腺炎是老人的常見病，但不是老人的「專利」，此病也可以發生在中青年人身上。

8．癌症就是慢性病

都說癌症猛於虎，患上癌症就是與死神握手。實際上患上癌症只是說明身體中的體液，已經骯髒到無法忍受的地步了，但並不是無可救藥，只要找到有效的清潔體液的方法，柳暗花明還是有可能的。

一天，多年不見的好友來拜訪我，一副心事重重的樣子。無事不登三寶殿，我猜好友一定是碰到難題了，果不其然，他從包裹拿出一大摞的檢測報告。

好友說他的一個遠房親戚60多歲了，患上了前列腺癌，而且是晚期。前些天，他的親戚看了我在電視臺的講座，託他與我聯繫。我拿過檢測報告仔細看了看，這位病人的情況確實比較嚴重，他的癌細胞已經擴散到肺部。按照醫院的常規治療方法應該進行化療，但這個病人年歲大，體質弱，擔心吃不消，便想到了中醫調理。

看過檢測報告，我答應朋友試一試。沒過兩天，朋友的親戚就登門了。他最明顯的症狀是全身奇癢，針對這一症狀，我建議他每天堅持泡澡。泡澡可以促進排汗，汗液可以帶走一部分毒素。排汗之後，要注意補充體液，我又讓他喝排毒茶。那天，他出了很多汗，那可真是大汗淋漓，浴巾蓋一床就濕掉一床。泡澡的同時，他也喝了不少的排毒茶。通過反覆的泡澡，喝排毒茶，他身體奇癢的症狀得到了一定的改善。

俗話說：「養病不忌口，跟著醫生走。」除了進行有效的排毒外，我還囑咐他飲食上要多注意，像牛羊肉、海鮮等發物，以及高蛋白、過酸、過鹹的食物是不能吃的，平時多吃些新鮮的水果，大量補充津液；儘量不做劇烈運動，飯後散散步，不要讓身體太過於勞累。

經過一段時間的調理，患者水腫的情況消失了，體型基本恢復到了原來的狀況，去醫院檢查幾次，指標都顯示正常，腫瘤也得到了很好的控制。到現在已經三年多了，患者的身體就沒再出現過異常。

說到癌症，很多人都感到恐懼，這是因爲人們不了解它。其實，癌症並沒有人們想像的那樣兇險。癌症的發生主要是因爲現代人飲食習慣、水源，以及環境污染，導致體內堆積太多的酸毒。

癌症會首先表現在最弱的器官，比如肝癌、肺癌、淋巴癌。這麼多年我調理了各種癌症患者，一般使用的方法就是——「**清**、**調**、**養**」。

清：清除身體各種垃圾、黏液、寒濕等毒素。

調：把受損的、有問題的器官，逐步地調理和修復。

養：存儲身體的元氣，不要輕易散落。比如：多休息；少攝入高蛋白、高脂肪、高熱量的食品。那些所謂的營養品、補品，實際上都不利於癌症患者的調養。

求醫錄

患者問：我兒子最近有些過敏，應該注意些什麼？

鐵牛老師答：他的體液中的黏液太多了，酸毒太多了，多喝些水，最好每一天喝甘蔗汁三大杯，滋養腎液。

9．神奇的「自然透析法」

透析是治療尿毒症的常用方法，然而，昂貴的費用，常常令患者和家屬望而卻步，使患者失去治療的信心。而道家的自然透析療法與常規的透析治療有著異曲同工之妙，且安全，無毒副作用，是尿毒症患者的救命之寶。

尿毒症就是腎臟的排毒功能、利尿功能、自我的修復功能瀕臨衰竭，腎臟沒有能力去過濾血液中的毒素，而造成血液毒素的氾濫。對於此病，無論是中醫，還是西醫，都沒有較好的治療辦法。

目前，西醫治療尿毒症，會用一種非常昂貴的透析器來清洗血液。由於這種透析設備分辨能力差，所以，在清洗血液的同時，會把血液中的有益成分同時也過濾掉了。

我曾調理過一些尿毒症患者，在多年實踐的基礎上，總結出一套獨特的調理方法。

首先，我會採用飲食調理，採取利尿、收攝、固陽、排泄的茶飲，比如用茵陳蒿、苦瓜子、甘草煮水喝，可以利尿；花旗參泡水喝，以穩固腎氣。

這一點與西醫的治療方法不同，西醫要叮囑尿毒症患者少喝水，甚至不喝水，因爲患者的腎功能較弱，喝水會水腫，或者加重水腫。

其次，我也會採用「透析」的方法，只不過這是一種通過道家清和浴的自然透析法。採用「道家清和浴」時，要用一種專門給尿毒症患者用的泡澡液，這種泡澡液能在常溫下讓患者大汗淋漓，患者在排汗的同時，配合飲用一種專門爲尿毒症配置的茶飲。

我的這種自然透析的方法原理是，通過身體的汗腺大量排出髒水、尿毒，同時不斷地吸收有益的水分，最終使血液變得乾淨。這種做法的意義在於把身體的汗腺變成了一個透析設備，通過大量補水和排汗，把血液中的尿毒從汗腺排出來，這會比透析設備安全很多，也便宜很多。而醫院透析的目的是爲了把身體的血液抽出來，過濾掉裏面的垃圾（尿毒），再放回身體內，達到清洗血液的目的。

我曾經接觸過一位男性尿毒症患者，他來找我時，已經病入膏肓。當時，他的臉色像木炭一樣黑，人瘦得像蘆柴棒。他告訴我，他一週要透析三次，現在家裏爲他治病，已經入不敷出，再這樣下去，他的透析就不得不停止了。

對於尿毒症患者來說，身體的病痛只是一個方面，昂貴的透析費用，會讓整個家庭陷入困境。聽說了小夥子的情況後，我決定幫助他。他在我這裏調理了半年後，偷偷地瞞著家人，不再去醫院做透析，三個月過去了，結果完全不是人們想像的那樣——會難受、無力、發暈，他反而感覺非常良好，而且那段時間他排尿也特別通暢。

經過一年的調理，他的情況大爲好轉，各項指標大幅度改善，飯量增大了，排尿系統正常了，大便通暢了。到最後，不泡澡也能夠自主出汗了。

見他病情大為好轉，我鼓勵他一定要堅持下去，回到家，一定要隔一週泡一次清和浴；多吃水果；注意休息，養好腎氣；不可縱欲過度；運動要適宜，不可太過。如今，這個年輕人保持得很好，身體也在逐步走向康復中。

求醫錄

患者問：

尿毒症患者是不是應該多吃富含蛋白的食物呢？

鐵牛老師答：

尿毒症患者應該多吃牛奶、雞蛋、瘦肉、魚等動物蛋白，少吃豆製品等植物蛋白，因為植物蛋白利用率低，會加重尿毒症症狀。

第七章　女人不生病的祕密

1．貧血的食物調理方

我對貧血的調理，主要把握三個原則：一是從腎氣入手，二是從脾胃入手，三是從肝入手。中醫說肝藏血，要養肝，休息好，少勞累是關鍵。

貧血對現代人來講已經不是一個陌生的名詞了，貧血是西醫的說法，在中醫裏面沒有貧血這個病名，而是把它列入「血虛」的範疇。中醫認爲氣血同源，兩者關係緊密相連，強調血虛是因氣虛所致，而血虛又會反過來加重氣虛，導致氣血兩虛。

貧血的致病因素有很多，比如肝臟功能弱、腎功能衰弱，還有手術造成的大量出血等都可能導致貧血。在貧血的患者中，以女性多見，這與女性月經失血有一定的關係。

范女士是我的一位朋友，40來歲，她說不知道什麼原因，總是頭暈，尤其是蹲久了，一站起來就會暈倒，有時候站久了也會發暈。我仔細觀察，范女士身材單薄，臉色蒼白，精神倦怠，我初步判斷她可能是貧血，便建議她到醫院做血常規檢查。

過了兩天，范女士又來找我，她說確實是貧血，問我有沒有好的方法，幫她調理一下。我笑著問她：怎麼不讓醫生開些藥來吃呢？她說：是藥三分毒，還是通過食物調理比較放心。於是，我給她提供了以下調理方法：

（1）先開了兩組食療方：用豬肝、瘦肉、雞蛋煮湯吃；用桂圓、黨參、當歸、紅棗、枸杞用來補充氣血。

（2）建議她常吃山藥湯、養生茶，每天吃10～20粒帶紅皮的生花生，以增強脾胃運化，調理氣血。

（3）放鬆身心，工作不能太勞累，心理負擔不能過大，晚上一定要睡好。

（4）適當運動，比如散步、慢跑，通過這些運動，增強體質。

經過兩個多月的調理，范女士的情況大爲好轉，臉色紅潤了，眼睛有神了，就連月經都變得有規律了。

我對貧血的調理，主要把握三個原則，一是從腎氣入手——桂圓、黨參、枸杞、紅棗能夠固住腎氣，讓腎氣升騰起來；二是從脾胃入手，山藥湯、養生茶能夠調理脾胃的運化；三是從肝入手，中醫說「肝藏血」，要養肝，休息好，少勞累是關鍵。《黃帝內經》中有這樣一句話——「肝疲極之本也。」意思是說，如果人體過於勞累，就會影響肝臟的造血功能。

求醫錄

患者問：
我有些貧血，平時工作又忙，有沒有簡單的調理方法？

鐵牛老師答：
堅持早上吃三、四個核桃、三、四個紅棗，晚上也是三、四個核桃、三、四個紅棗，就可以。

2．簡單調理方，讓女性遠離亞健康

失眠、渾身乏力、出虛汗、經痛，越來越多的女性深受亞健康的折磨。俗話說，小洞不補，大病吃苦。如果不加以重視，大病也就爲期不遠了。

四年前，在深圳的一家養生館講課的時候，遇到事業有成的李女士。初次見她，我以爲她已經60歲了呢，臉上長了很多黑斑，跟老人斑類似，可實際上她才40歲。

李女士問我：「一個人在大熱天做運動，都不出汗，是不是說明身體很好啊？」我告訴她，這不是好事，而是大壞事，這樣的人說不定哪一天就會大病將至。接著，我又詳細地解釋了原因。

聽完後，李女士連連點頭，並告訴我，她自己就是這樣的人。她平時喜歡打高爾夫，但不管天氣多熱，都不出汗。不僅如此，還失眠、愛出虛汗、渾身乏力、例假沒規律、經常頭暈。醫生說她是亞健康，爲了治好這個病，她花了不少錢，找過很多醫生，拔過火罐、扎過針、洗過腳、泡過澡，但效果甚微。

現在有很多女性因工作忙、生活壓力大，患上了亞健康。究其原因，主要有兩點：一是腎元之氣耗費過多，即腎虛；二是分泌系統、循環系統、排泄系統、運化系統出現了障結。

下面我結合李女士的情況，來說一說如何調理女性的亞健康。首先要做到三通：大便要通、小便要通、汗腺要通，做到三通，身體就好了一半。接下來，李女士在我的指導下做了三個月的調理。

第一步：泡腳，每兩天一次。第一天，她就出了很多汗，她說自己從來沒出過這麼多汗，以前想過很多法子，都沒有這種舒舒服服的感覺。

第二步：泡腳堅持兩個星期後，泡澡。起初她覺得泡澡很簡單，和普通美容院的沒什麼區別。我告訴她，這個澡你只能泡五分鐘，可她偏不信，偷偷地多泡了兩分鐘，結果整個身體都軟了，好像全身筋骨都鬆動了。當天晚上回去睡覺，一覺睡到大天亮，感覺緊繃繃的身體，一下子完全放鬆了。

第三步：泡澡的同時，喝養生茶、排毒茶，因爲人體出了汗，一定要補充體液。

經過20多天的調理，她能夠自主出汗了，而且頭也沒有那麼眩暈了。堅持做了三個月後，她的身體發生了明顯的變化：月經有規律了，並且不再經痛；臉上的斑痕消失了，皮膚光滑了；大小便通暢了。

做完三個月調理之後，爲了鞏固療效，我又給她開了一組方子：

（1）長期服用養生茶。

（2）每週喝一到兩天的排毒茶。

（3）每隔一兩天，早上用黃酒煮雞蛋吃。

（4）每個月，用雞燉酒釀來吃。

四年後，我再次見到李女士，她的皮膚白皙有光澤，臉上皺紋基本不見了；現在在空調下都能出汗，說明陽氣很足；困擾她多年的失眠也消失了，現在是碰著枕頭就睡。

可能有的人覺得這很不可思議，就這麼一組簡單的方子，能解決那麼多問題嗎？其實，看似簡單的方法，卻是對身體全面的、整體的、綜合的修復，所以，身體才能發生本質上的改變。

現在社會上，亞健康的人群比例很大。雖然醫院的指標每個項目都正常，可是身體的感覺很痛苦，這其實就是嚴重的亞健康。這種亞健狀態是看似沒有病，可往前再發展一步就是大病。如果在這個時候及時調理，讓身體恢復到健康狀態，就簡單得多。

求醫錄

患者問： 我現在48歲了，正在更年期，脾氣不好而且感覺也很煩躁，口乾舌燥，全身無力，有什麼辦法緩解嗎？

鐵牛老師答： 大棗去核13個，甘草3～5克，小麥40克煮水，當茶喝，對男女更年期綜合症有療效。此方糖尿病人不適合。

3．女人的美要調理：養於內，美於外

去美容院做美容，只是做表面功夫，解決不了根本問題，眞正的美容應該是養於內，美於外。

邱女士今年40歲，是一家大型公司的公關經理。做公關的面子問題很重要，爲此，邱女士經常去美容院做美容，去斑、保濕、美白，錢沒少花，但效果卻不明顯，皮膚該乾還是乾，眼角的魚尾紋仍清晰可見。

一次偶然的機會，邱女士聽說我能幫人調理身體，就抱著試試看的想法，找到我，問我能不能做美容。我笑著說：「我可不是美容師，我只能內調，調動你身體的機能，比不上美容院的那些高級化妝品，立刻見效，但是經我調理後的效果是持久的。」

邱女士高興地說，她要的就是這個效果。於是，我便跟她深入地交談，以了解她的問題所在。邱女士身體比較胖，因工作壓力常常失眠，心情起伏較大，氣色不好，渾身無力，經常感到疲勞。表面看來，邱女士的情況比較複雜，其實，都可以歸咎於一點——身體濕氣大、寒氣重。

結合邱女士的情況，我爲她制定了調理計畫。原來她身體基本不出汗，經過一段時間的調理後，身體有汗了，皮膚滋潤了，臉上的斑也不見了，眼角的皺紋也消失了。

邱女士幾乎不敢相信自己的眼睛，在鏡子前照了好半天，還半信半疑地問我：「這不會是眞的吧？怎麼會有這麼大的變化呢？」

我跟她解釋說：「內分泌正常了，水分補足了，體內的垃圾、淤堵問題解決了，內在環境改變了，你自然就變美了！」

我認爲，眞正的美容應該是養於內，美於外。美容應該是整體的調理，而不是只做表面功夫。就拿邱女士臉上的皺紋來說，這是缺水引起的，她屬於油性皮膚，也就是身體油水不平衡，要緩解這種情況，唯一的方法就是大量補水，讓身體的細胞喝足了水，皮膚就會變得滋潤。

當下很多美容都強調一些外在的東西，只做表面功夫，這是治標不治本，根本無法達到眞正的美。

通過外在的補水方式，不能夠實現眞正美。用西藥、中藥也好，面膜也罷，通過外在的補充水分達到內在水分的充盈，幾乎是不可能的。

隨著年齡的增長，細胞中沉澱了大量的酸性物質，酸性物質可加速細胞衰老。長斑就是因爲毒素過多，沒有辦法分解而產生的。所以，調理的方法一定要從「清」開始。

清除身體內的死水、髒水，否則，無法達到美容效果。

眞正的美容必須由裏至外，而美容院都是由外至裏。要把身體的各種病痛、內臟的鬱結調理好，才能實現眞正的美容。如果人都是病懨懨的，怎麼美容也好看不了。

養生（美容）的最高境界是和諧，和自然和諧，和身體和諧。許多慕名來找我的女性患者，患有蛇皮腳、皮膚搔癢乾裂，幾十年都沒治好的，通過清（排出垃圾）、調（調理飲食）、養（滋養胃氣）的調理方法，不僅皮膚上的問題好了，而且皮膚也像少女一樣嫩滑。

總之，只有通過調理，使身體得到改善，才能讓你回歸到最美的狀態上來。

求醫錄

患者問：我平時工作很忙，你有沒有什麼好的美容外敷方法呢？

鐵牛老師答：你可以用一些雞蛋清、蜂王漿調勻塗在臉上，比很多高級的美容用品都有用。

患者問：

我在北方生活，經常手足開裂，有沒有什麼好的方法呢？

鐵牛老師答：

用豬油50～150克，加蜂蜜，均量調勻，塗在手上，一日兩三次，兩三天就可以解決。

用甘油三成，白米醋七成，混合搖勻，用來擦手足，冬天代替潤膚油塗抹，滋潤皮膚效果佳。

4．減肥成功的關鍵在於脾胃

不沾魚肉，不吃主食，光吃蔬菜水果，可黏在身上的肉肉依然不見少，難道眞如人們所說「喝涼水都長肉」？其實不然，減肥成功的關鍵在於脾胃，增強了脾胃的運化功能，減肥將不再是一件難事。

阿芳是我的一位遠房親戚，要我幫她減肥。她身高不到一五〇公分，體重卻有七十多公斤，肚子上有一個大大的「救生圈」，雖然穿著寬寬大大的衣服，但依然很明顯。

她苦惱地說：「因爲胖，丈夫嫌棄不說，自己也受罪，呼吸都困難，還有三高。」

「你不要著急！減肥，最重要的是增強身體的運化功能，只要運化好了，吸收、排泄平衡了，也就能達到健康減肥的目的了。」和她做了詳細的解釋之後，我針對阿芳的情況，制定了一套減肥方案：

（1）每天早晚要做一些運動：原地拍打身體，做一些簡單的抓手運動，晚上睡覺前做一些雙腿交叉的運動。

（2）每天堅持泡一次澡（道家清和浴）。

（3）平時用冬瓜皮、荷葉煮水當茶喝，有抽脂降脂的作用。

（4）遠離夜宵，少喝冷飲，多食五穀雜糧，少吃高蛋白、高脂肪的食物。

通常肥胖的調理是以一個月爲一個小週期。第一個月，阿芳嚴格按照飲食要求，堅持泡澡，天天喝以荷葉、冬瓜皮爲主的減肥茶；第二個月，飲食恢復正常，這時會有一些饑餓感，大便由每天一次，變爲每天兩次，這說明運化功能增強了，排泄速度加快了；第三個月爲鞏固期。

調理了一個多月後，阿芳的體重明顯降了下來，減了十幾公斤，而且肚子上的「救生圈」縮小了不少。三個月後，我又給她開了一個生活處方：隔一兩天喝一小杯陳醋，以促進運化；多吃一些苦瓜、豆苗、紅薯葉、筍之類的食物；養生茶、荷葉冬瓜皮減肥茶要經常喝。

如今兩年過去了，阿芳的身材一直保持得很好，玲瓏有緻。她說，自從身材變苗條了，老公對她也比以前好多了。

求醫錄

患者問：

是不是脾虛會引起肥胖呢？

鐵牛老師答：

是的，當人體處於脾虛的狀態時，人體運送廢水的能力就不足，身體的活力將會降低，廢物無法排出，就會造成肥胖。

5．補足氣血的女人更美

女人的美應由內而外，補足氣血的女人才能美若桃花，否則，不僅談不上美，疾病還會很快來報到。

幾年前，劉女士找到我。劉女士三十多歲，月經很不正常，有時兩三個月才來一次。她自訴曾做過三次人工流產，還有一次自然流產，現在有兩個孩子。

在劉女士與我談話期間，我仔細觀察她：化了些淡妝，人長得挺漂亮，但笑起來，魚尾紋清晰可見，給人一種元氣不足、衰老之感。她的手枯瘦，胳膊上青筋外現。

「你睡眠品質怎麼樣？」我問道。

「睡覺老不踏實，夢多，還有耳鳴，心裏總覺得慌慌張張，六神無主。」

通過和劉女士的交談，我基本上可以判定她的問題所在。於是，我叮囑她說：「你消耗得過多，又不太會保養，基於你目前的情況，應該好好調養，不然，可能很快就會絕經了。」

「從去年開始，我的月經就很少了，有時候兩天就沒了。不過，沒了也好，省事。」中年婦女笑著說。

「你可別高興，這不是什麼好事，正常應該三至五天，你一天就沒事了，這違背了人體正常的規律，說明你的身體出了問題。」

中年婦女辯解道：「我現在什麼病也沒有，我愛打打麻將，有的時候一打就是一通宵，只是有時看東西會有些模糊、精神不佳而已！」

「這是元氣不足的表現，你這種情況調理不難，關鍵在於你能否改變不良的生活習慣。首先，要遠離麻將，再有，調理期間，性生活越少越好。你能做得到嗎？」

她點了點頭。接下來，我給她制定了一套調理方法。

（1）每天早上用黃酒，最好是客家糯米酒，煮雞蛋，加六、七片薑，再加一些紅糖，連續吃21天。

（2）大量喝養生茶，調理好脾胃。

（3）每半個月或一個月，買一隻烏雞燉湯，加一些桂圓、紅棗、山藥、枸杞、薑，如有水腫，可以加一點薏米。

（4）在調理期間，羊肉，魚、蝦、海帶等海產品，以及過寒的東西不要吃。

（5）用艾葉、柚子皮、柚子葉加一點白酒煮水泡澡，加快散淤。

我叮囑她，按照上面的方法，一定要堅持半年。半年後，她給我打來電話，說回去後按照我的方法調理，三個月後月經就正常了，第四個月就不再經痛了，乳房也不脹痛了。現在一切都正常了，人也胖了，也變年輕了。

見她情況有所好轉，我也替她高興，並叮囑她，養生茶一定要堅持喝，如沒有條件，也可以用白菊花、黃芪、枸杞泡水喝，烏雞可以不用吃了，性生活一定要適度。

其實，和這位中年婦女有類似情況的女性大有人在，這與腎元虛弱有直接關係，其原因也是很多的，比如多次的流產，月子期間沒休養好，性生活過度，生活工作過於勞累等，這些都會造成腎元虛弱。如果要調理，首先就要檢討自己的生活習慣，改變平時太過勞累、耗損過度的情況，只有把耗損的源頭堵住，調理才能有效。

求醫錄

患者問：

我今年36歲，晚上老是睡不好，還做夢，怕冷，手腳冰涼，我該怎麼辦呢？

鐵牛老師答：

你有可能是氣血兩虛，可用飲食來調理：可用黃酒煮雞蛋排除寒氣，烏雞湯固住腎氣，養生茶和泡澡增強脾胃的運化功能。能夠堅持就一定會改觀。

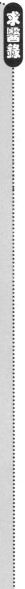

6・坐月子，女人一生中最好的改善體質時機

坐月子是具有中國特色的傳統習俗。坐月子是女人一生中最好的改善體質的時機，如果沒有好好坐月子，將爲以後的身體健康埋下隱患。因此，女人一定要抓住重生的機會。

中國人自古就很重視坐月子。千百年來，中國已經形成了獨特的月子文化，客家人坐月子是非常講究的。我走訪過很多客家長壽的女人。客家女人既要操勞所有的家務，又要忙活地裏的農活，生活也比較簡樸，沒有條件吃什麼補品。按理說，客家女人比其他地區的女人虛損得多，但客家女人長壽者卻很多。有觀點表明，這應該與月子做得好、補得足有很大的關係。按道家的話說，這就是——「根基牢固」。

女人生孩子時，身體承受了巨大的耗損，可以好好利用坐月子這段時間，補一補營養，把身體休養回來，甚至可以「脫胎換骨」。不是有些女人生過孩子之後，反而更漂亮了嗎？客家老人常說：「女人有病，坐好月子就能好起來。」

相反，如果月子做得不好，沒有補充耗損的營養，或不注意保暖，風寒入體，就會

在身體裏埋下健康隱患，到中年的時候就會表現出來。比如，腰酸腿痛、頭痛、身體疲憊、風濕、經痛、內分泌失調、提前衰老等。

言歸正傳，我來說說客家人坐月子講究在哪裡。

（1）就是「黃酒煮雞蛋」：客家老黃酒、加上一些薑來煮雞蛋。這是很有道理的，薑能排出生孩子時身體中的寒毒，雞蛋能補充營養，而黃酒則可以化淤散結，化散身體中殘留的淤血。

（2）客家女人坐月子，一天要吃一隻雞，這種做法有點誇張。在我看來，一週吃上兩隻雞就可以了，整個月子期間吃七、八隻雞，就能把氣血補回來了，按照客家人的說法叫——「回了神了」。

（3）客家女人坐月子時，會在額頭上裹一塊毛巾，因爲這時候產婦的身體最虛弱，容易被寒邪入侵，保暖是非常重要的。

——以上三點是客家女人坐月子最講究的地方，除此之外，我另建議以下幾點：

一、坐月子期間，不要受寒，更不能吃冰涼寒物。

二、多吃宣發性、溫性的食物，比如薑、黃豆、黑豆。月子裏面不要吃魚、海鮮、海帶，因爲魚是偏寒的，發奶可以喝一些魚湯。客家人吃薑的時候都要炒一炒，而不吃生薑，就是爲了排出其中的寒氣。

三、坐完月子後，可以用道家清和浴或者道家暖足方，把身上的寒氣逼出來，這是非常有意義的。

四、做完流產、刮子宮手術的女性，至少要休息一週。在這期間，不能著涼受寒，不能幹重活，以免增加內部耗損，還應吃一些溫調的食物。

〔黃酒雞做法〕

雞切成塊，在鍋中翻炒至半熟，放入紅棗3～7顆、枸杞、薑適量（薑拍碎乾煸後使用更佳），加入黃酒（客家酒釀、猴兒玉液、紹興黃酒）和水適量，燉湯。喝湯吃肉。

〔黃酒煮雞蛋〕

一碗水燒開，打入雞蛋兩個，加入紅棗3～7克，枸杞、薑、黃酒（客家酒釀、或猴兒玉液、或紹興黃酒）適量，燉熟即可。

求醫錄

患者問：

我以前沒做好月子，現在患上風濕之類的病痛，該怎麼補救呢？

鐵牛老師答：

可通過泡腳、泡澡（通用泡腳方、道家暖足方、道家清和浴），把身體深處的寒氣逼出來，再多吃些黃酒煮雞蛋、生薑紅糖水。當然，這不可能達到坐月子的功效。

7．經痛，常吃桂圓、生薑、紅糖

中醫講不通則痛，經痛也是不通所致。那又是什麼造成了瘀堵呢？寒邪是罪魁禍首。只要提升陽氣、排除寒淤、滋養腎氣，適當增強些營養，就能斬斷經痛的煩惱，讓女人輕輕鬆鬆。

六年前，一個年輕的女孩來找我，「我每個月來的那幾天真是太難受了，痛得我死去活來，您看是怎麼回事呢？」我告訴她，百病歸淤，經痛就是身體裏的寒淤所致。女孩又問：「那是什麼原因造成的寒淤呢？」

我詳細地跟她解釋，造成寒淤的原因很多。比如，有的人氣血功能不強；有的人天生體質偏弱；還有生完小孩，月子沒有做好，都可能造成經痛。並且有經痛的人，一般月經都不正常。

聽完我的解釋，這個身材瘦小的女孩介紹了自己的情況：未婚，二十三歲，十五歲來月經；目前在一家工廠上班，三班輪流；除了經痛之外，月經也不準時，有時候兩個月才來一次；吃過很多藥物，但吃了藥只是當月有效，不吃藥照樣痛。

女孩說完之後，非常憂傷地說：「你能不能幫幫我，我擔心以後會影響生小孩。」我認眞地對她說：「經痛與生育是有一定的關係，但具體情況不一樣，一定要引起重視。」

結合這個女孩的情況，我給她推薦了一套調理方法：

（1）用桂圓、紅棗、枸杞，加點當歸，煮0.5升水喝，每天吃一次，連喝一個月。

（2）每天用吹風機在肚臍周邊轉著圈吹，吹得燙燙的方可，吹的同時，還要用薑片邊吹邊擦。

（3）喝養生茶，養好脾胃，增進運化。

（4）用艾葉、薑苗、柚子皮煮水泡腳，每週兩次。

另外，我提醒她，在調埋期間，肥膩、性寒、大補的食物不能吃，比如海鮮、人參、阿膠之類的。

一個月後，她驚奇地發現，這個月來月經一點都不痛，問我是什麼原因，我告訴她這是體質轉好的表現。按照我介紹的方法，又堅持了一個月，我告訴她，可以減少藥量了，每次月經前的三到五天，用桂圓、生薑、紅糖煮水喝即可。

——從此，經痛再也沒有來騷擾過她。

後來，我離開了江西，六年後，聽人說她結婚生子了，而且是雙胞胎，人也比以前漂亮了。

經痛是婦科的常見病和多發病，一些人求醫問藥很多年，卻往往是無法去根，這個月好了，下個月又來了。其實，這就是方法不對頭。中醫講不通則痛，經痛就是因寒邪入侵導致了淤堵，當然就會痛了。

我調理經痛的核心就是：祛寒散結。桂圓、紅棗、枸杞有提升陽氣的作用，這個方法可以說是放諸四海皆準。女人的經痛、不孕不育等婦科病都有一個共同的特徵，就是腹部冰涼。用吹風機和薑片可以讓腹部溫暖起來，而養生茶可以增強運化，補充能量，固住腎氣。

求醫錄

患者問：我妹妹身體瘦弱，從小就經痛，是怎麼回事，該如何調理呢？

鐵牛老師答：這有可能是腎氣虛弱所致，是先天元氣不足的表現。可以隔一兩天用薑、瘦肉、雞蛋氽湯喝，滋養腎氣。另外如果，每個月能吃兩隻烏雞那就更好。

患者問：我有經痛，平時工作又很忙，沒有什麼時間做您說的那些湯水，您有沒有簡單些的辦法？

鐵牛老師答：你可以用田七粉2～3克，在來月經前或者痛的時候吃，效果也很顯著。

患者問：

女性白帶中有異味的，您有沒有什麼辦法呢？

鐵牛老師答：

雞蛋打一個小洞，放入七、八個白胡椒。用紙黏住，蒸熟。每天吃一個，一個禮拜即可解決。

8．天天好心情，遠離乳腺增生

乳房是女人最在乎的身體部位，是女人美麗、性感的象徵。乳房對女人的意義重大，然而，乳腺增生的悄然而至，給女人增添了很多煩惱。預防此病，請記住一句話：每天笑一笑，乳房更健康。

張女士是某大學的講師，收入不錯，可她生活得並不幸福。最近一年來，她總是和丈夫吵架，以至於上課時精力不集中，經常出錯，弄得心情煩躁、焦慮不已。上個月，她突然感覺乳房疼痛無法觸碰，用手一摸，還有腫塊，後來，經醫院診斷確診爲乳腺增生。由於情況不太嚴重，所以，她想讓我幫她調理一下。張女士一見到我，就十分委屈地說：「我怎麼這麼倒楣，爲什麼自己會患上這種病。」

「你這病是由心生，因爲你常常感到不快樂，不快樂情緒就會導致你內分泌失調，而內分泌失調就是引發乳腺增生的主要病因。」

通過我的一番解釋，張女士認識到了自己的問題，急忙問我：「那我該怎麼辦？怎樣才能恢復健康呢？」

對於乳腺增生的調理，我一般分爲以下幾個步驟：

（1）用生薑、柚子皮、茶葉（綠茶）煮水洗乳房。薑和茶葉幫助散淤，柚子皮可以疏導，此方可以通暢氣血，縮小增生部位。另外，用蔥白搗爛加紅糖敷患處，也能散淤去結。

（2）經常用道家暖足方、道家清和浴泡腳、泡澡，促進身體排汗，排出身體中的寒濕毒氣，有助於疏通散淤。

（3）多吃清淡，幫助疏泄的食物，比如用均量的魚腥草、夏枯草煮水當茶喝。

（4）用黨參、當歸、黃芪、枸杞煮水喝，用以固腎。經痛的可以用桂圓、黃酒、瘦肉燉湯幫助打通子宮、卵巢的淤堵。

另外，我還特別提醒張女士，一定要放鬆心情，心情煩躁不安，鬱鬱寡歡會加重病情，放鬆身心是調理成功的基礎。

經過一段時間的調理後，張女士很快就康復了，她高興地對我說：「沒想到，我心情不好，乳房也跟著遭殃，現在我心情好了，疾病也全消了。」

乳腺增生是婦女常見、多發病之一，多見於25～45歲女性。現代女性工作節奏快，生活壓力大，長時間處於高壓的緊張情緒下，很容易讓乳房受傷，所以，一定要學會自我調節，使壓力得到有效緩解，才能預防乳腺增生的偷襲。

通常乳腺增生有兩個突出的表現：一是乳房脹痛。疼痛多呈現週期性的特點，這是本病的典型表現。月經前期發生或加重，月經後減輕或消失。二是乳房腫塊。腫塊的大小、質地也常隨月經呈週期性的變化，月經前期腫塊增大，質地較硬，月經後腫塊縮小，質韌而不硬。出現這兩種情況，一定要及時就醫，以免耽誤治療。

求醫錄

患者問：

我今年37歲，乳房老是覺得疼痛，怎麼解決？

鐵牛老師答：

用豬膽和紅糖加一點點水去煮，熬成膏狀，用紗布敷在疼痛部位，當天就有止痛的效果。

患者問：

我老婆有乳腺炎、小葉增生的症狀，有沒有解決方法？

鐵牛老師答：

取綠豆，把它碾成粉，調蛋清，敷患處，一週即可見效。

9．求神不如求己，不孕不育還需改變寒淤體質

子宮是孕育胎兒的宮殿，每個女人都應該保護好這個「宮殿」，給胎兒提供他人生

中的第一個溫暖舒適的家。然而，寒宮卻使許多女人無法實現做媽媽的願望。排寒、散淤、提升陽氣，才能從根本上解決不育的問題。

在廟裏當主持的時候，曾經遇見過一位拜神求子的婦人，結婚八年，一直沒有孩子。一家人跪在神像前，求神拜佛，非常虔誠。記得那時正值夏季，酷暑難當，可那位婦人卻穿著厚厚的長褲長衫。仔細端詳這位婦人，個子不高，體重卻有75公斤左右。

中醫看病講究的是望聞問切，看她這個樣子，我心裏已經有了底。爲了進一步核實，我問她：「你例假正常嗎？」「哎，別提了，受罪呀，每個月的那幾天我都腹脹腹痛，手腳冰涼，都要抱著個熱水袋，夏天也不例外呢！」

「你起來吧，觀音說你命中有子，一定能做媽媽。」我胸有成竹地說。

「那您有什麼好辦法，快點告訴我。」婦人眼睛一亮，迫不及待地問道。「首先，你必須每天從山下爬上山頂，然後給觀音娘娘燒一炷香，堅持七七四十九天，如果斷一天就要補十天。」

從那以後，婦人風雨無阻，每天堅持爬山，給觀音娘娘上香。30天後，她的身體發生了明顯的變化，原來總是怕冷，從不出汗，現在爬到山頂，常常是大汗淋漓，身材也苗條了許多，足足瘦了15公斤。還有，原來爬山需要45分鐘，現在20分鐘就爬上來了。

49天之後，婦人再次找到我。我告訴她以後要少吃肥肉、紅燒肉，因爲常吃這些東西，會導致體內酸性過重。爲了早日實現做媽媽的願望，這個女人只能忍痛割愛，與肥肉、紅燒肉暫時告別。

三個月後，奇蹟出現了，那位婦人懷孕了！

孩子生下後，他們家人專門殺了一頭豬，還抬了很多禮物過來，一個勁地說：「觀音娘娘眞靈啊！求醫問藥這麼多年都沒治好的病，現在竟然好了！」

原來，這位婦人爲了懷上孩子，曾經四處求醫。看過西醫，醫生說是輸卵管阻塞，並做了輸卵管疏通，結果還是不行。其實，這種做法是治標不治本。打個不是很形象的比喻，這就好比是冬天的豬油，用筷子捅一下，豬油會出現一個洞，可等你拔出筷子，豬油又會很快黏回去，把洞給堵上了。身體有寒氣，不管做多少次疏通，效果都不會理想，關鍵要治本——排寒、散淤。

寒宮是導致女人不孕不育的主要原因，那麼，寒宮會有哪些表現呢？舌苔厚白，腹部寒涼，背後瘙癢，經痛，這就是寒涼的體質。導致寒涼體質的原因有很多，比如，愛吃寒涼之物，不愛運動，喜歡穿露臍裝，這些都會導致寒淤在體內堆積。

改變寒涼體質，首先要多運動，增強身體的運化功能，促進寒氣的排泄能力。這位不孕的婦人通過不斷地爬山，大量地出汗，多喝水，把身體裏的寒淤清除掉了，體能自然就轉變好了。

其次是提升陽氣。比如韭蔥蒜鹽敷肚臍；用柚子葉、樟樹葉加薑煮泡腳；用酒釀、紅糖、蛋、薑煮起來吃，同時忌口牛肉、羊肉、海鮮等高蛋白的食物。

求醫錄

患者問：能具體說一下，上面說的提升陽氣——泡腳、敷肚臍、紅糖、酒釀、薑水的做法麼？

鐵牛老師答：這在本書附錄一都有詳細做法。女性寒淤的調理都是通用的。

10．乳腺癌患者，也可以留住美麗與健康

乳腺生病了，可以經常用生薑、柚子皮煮水，或用薟草煮水，清洗乳房。經常用熱毛巾敷乳房，增加氣血運行。

三年前，我遇到這樣兩位女士，暫且把她們稱爲甲女士、乙女士。甲女士的胸部有增生、腫塊、疼痛的症狀，經醫院檢查後，排除乳腺癌的可能，但她依然很擔心，因爲她的母親和姐姐死於乳腺癌；乙女士的情況則更爲糟糕，已經確診爲乳腺癌，稍微一用力，她的乳頭就流出很多黏液。

她們兩個同時找到我，問我該如何進行調理。首先，我來分析一下，甲女士雖然還不是乳腺癌，但她應該處在癌症的臨界點上，這可以從她的症狀以及家族史來判斷，而乙女士的情況就毋庸置疑了。

具體問題具體分析。同樣，調理疾病也是一樣的道理。我建議甲女士經常用生薑（薑苗）、柚子皮煮水，或用豨薟草單獨煮水，來清洗乳房。洗後，用熱毛巾熱敷乳房，增加氣血運行；另外，平時要用均量的豨薟草、百花蛇舌草、半枝蓮煮水喝。

下面我重點來說說乙女士的情況，當時她還沒有做手術，還在猶豫，根據她的情況，我建議她採取保守療法，然後，給她提供了一套調理方案：

（1）一定要固住腎氣，調理期間要禁欲，保住虛弱的腎氣；調節好心情，注意休息，多做一些放鬆的運動，如早晚散步，但不要做太劇烈的運動，否則會損耗原本就虛弱的腎氣。

（2）改變不良的飲食習慣，平時要吃得清淡，常吃水果，多喝湯，不吃煎炸、醃製、腐敗食品，遠離牛、兔、鵝、海鮮。

（3）每天用均量的半枝蓮、百花蛇舌草煮水喝；常用生薑（薑苗）、柚子皮煮水，或用豨薟草（鮮品效果更佳）單獨煮水，清洗乳房。此外，還要用五倍子（瓷缸中焙乾撚成粉）加三七，打成粉，用米醋調勻後，敷乳房腫塊。

（4）針對瘦弱者陽氣不足、免疫力差的情況，用糙米、黑米、大麥、枸杞做養生茶，並在其中加一些薑同煮，再加3～5顆紅棗。

（5）用中藥調理，用熟地、太子參、茯苓、當歸、枸杞、黨參一起煎煮（三碗水煮一碗半），早晚各服一次。

調理了三個月後，乙女士乳房疼痛的症狀基本消失了，原來乳房上可以看到一大塊像雞蛋樣的突起，現在看不清了，摸上去軟軟的，逐漸消腫了；而甲女士的情況就更爲樂觀了，腫瘤基本消失了。

求醫錄

患者問：

我是乳腺增生患者，平時能喝葡萄酒嗎？

鐵牛老師答：

可以喝，但一定要喝真正的純葡萄酒。自製的方法是：最好是巨峰葡萄，把葡萄清洗乾淨，晾乾表面的水分，然後把葡萄抓破，加20%左右的冰糖，放在瓶中，用蓋子封住，一個月以後打開，過濾後，即可飲用。

11．減肥不在減，而在增

減肥不在減——不吃東西，而在增——增強運化功能。脾胃運化功能強了，代謝功能加快了，垃圾排出體內的速度增加了，恐怕想肥都難嘍！

做了這麼多年的調理，接觸了不少減肥的例子，微胖的人、偏胖的人、很胖的人都接觸過。六年前，我兒子的朋友小王來找我。小王才24歲，體重已經有120多公斤了，走起路來，身上的肉搖搖晃晃的。

小王苦惱地告訴我，他嘗試過很多減肥的方法，當時有點效果，但用不了多久就會反彈。從他的情況看，我推測他的肥胖應該與生活習慣有關。小王告訴我，他小時候最喜歡吃肯德基、麥當勞，雞腿、雞翅、烤鴨、鮭魚都愛吃，還愛喝飲料，去海邊吃海鮮，一吃就吃個沒停。

聽完他的敘述，我鄭重地問他：「你是想要吃得飽，還是想要活得長？」「當然要活得長，我現在好累，負擔太重了。」我嚴肅地說：「你要引起高度重視，從你目前的狀況看，別看你年紀小，但糖尿病、脂肪肝、高血壓，已經離你不遠啦！」

小王著急了：「我意識到了，現在睡覺翻個身就像胸部被人壓住了，要坐起來透一下氣，叔叔，你有什麼辦法嗎？」「辦法倒是有，但你要有恒心堅持下去，我才可以幫助你。」接著，我告訴他一套方法：

（1）從第二天早上開始，六點鐘必須起床，沿著河堤走3公里，並備好毛巾準備擦汗，可能會大汗淋漓。

（2）每天三餐必須準時吃飯，開始不一定要減多少飯量，但必須定時吃，宵夜堅決不能吃，肯德基、麥當勞、燒烤統統戒掉。

（3）用荷葉、冬瓜皮按1：2的比例煮茶喝，所有的飲料、啤酒堅決不能喝。

（4）進行一些簡單的床上運動：一條腿伸直，貼緊床不動，另一條腿伸直，像蔴花一樣向另一條腿上架，左右各36次。每天做30個俯地挺身和仰臥起坐，開始可以做得不標準，但一定要堅持下去。

三個月後他就減了20公斤，感覺輕鬆多了。我又囑咐他多吃五穀雜糧，用大麥、小麥、玉米、紅薯煮粥，常喝養生茶；每隔兩天，煮山藥湯，促進脾胃運化；每次吃飯前先喝兩碗湯，俗話說：「要想苗條健康，飯前喝湯嘛！」

一年後，他減到了80多公斤，這相對於他一七〇公分的身高來說，已經很正常了。小王之所以減肥成功，關鍵在於毅力，所以說，減肥不在老師，還在自己。

說到肥胖，很多人認爲是身上的肉多，其實不然。肥胖是體內廢棄的垃圾過多，堆積在身體的各個部位，無法運化。關於減肥，多數人存在著這樣一個誤區：不吃飯或者少吃飯。其實，減肥光靠不吃飯少吃飯是不行的，這樣反而會使人體的運化能力降低，一旦恢復原來的飲食，就會堆積更多的垃圾，造成嚴重的反彈。

所以，減肥的關鍵在於——增加身體的運化能力，使腸胃的運化和身體分解代謝功能加快。當身體運化分解的速度超過攝入食物的速度，就不容易肥胖了，這就好比像往一個蓄水池裏蓄水，流出的水比流進去的水多，蓄水池的水是永遠不會溢出來的。

那麼，怎麼增加身體的運化能力呢？可以喝荷葉冬瓜茶；多吃五穀雜糧；再配合一定的運動、促進發汗，以加速新陳代謝。當然，改變不良的生活習慣也是必需的，比如，晚上吃宵夜，睡覺的時候，人體的運化功能會變弱，多餘的垃圾會在身體裏堆積下來，人吸收的營養也沒地方耗費，就會變成脂肪堆積起來。

還有，少吃或者不吃麥當勞、肯德基這些煎炸的東西，它們容易在體內沉澱酸性的垃圾，這是造成肥胖的一個主因。另外，碳酸飲料、啤酒，特別是冰鎮啤酒，也會降低運化能力，運化速度慢了，肥胖也就不遠了。

求醫錄

患者問：

減肥吃減肥藥好嗎？

鐵牛老師答：

最好不吃，是藥三分毒，吃減肥藥會給身體造成一定的副作用。

患者問：

我很瘦，想長胖有沒有甚麼好方法？

鐵牛老師答：

人瘦有多種原因，大部分都是脾胃沒開，運化不好，可以買兩個番茄，擠出汁，再加兩個雞蛋拌進去，加一些白糖，不用煮，一天一次早上空腹吃，吃上一段時間，脾胃就能放開，飯量就會大起來。

12．頸椎病如何做運動調理和飲食調理

足不出户，面對一台電腦，敲敲打打，就能把工作做得漂漂亮亮，白領舒適的工作環境令許多人羨慕，可他們也有難言之隱。脖子僵硬、疼痛、頭暈，「電腦脖」的到來，給他們的工作和生活蒙上了一層灰色的陰影。

張小姐是一家外企的職員，一天，她突然感覺脖子發僵、酸痛，手指麻木，起初，

她以爲是太累了，休息一段時間就好了，誰知，脖子疼得越來越厲害，連肩背都跟著痛起來，嚴重影響到了她的工作，經醫院檢查，確診她患的是頸椎病。醫生告訴她，頸椎病沒有特效的治療方法，只能通過運動和理療加以保健，來緩解症狀，逐步恢復。於是，她去按摩院做按摩，到骨傷科做牽引，但效果都不明顯。

後來，她經人介紹找到了我，請我幫她調理。在交談之中，我發現她的臉色不是很好，耳朵蒼白，耳垂發皺，從這些症狀來看，我判斷張小姐的腎臟應該有一些問題。於是，我問她，「你平時有沒有耳鳴的情況，月經是否正常？」張小姐告訴我，她耳鳴的情況已經有好幾年了，月經一直沒有規律，而且還會經痛。

在她扭頭的一瞬間，我不經意間發現她左臉頰有一塊皮膚的顏色發黑，「張小姐，你臉上的皮膚是怎麼回事呢？」「大概在七年前，那時流行一種美白護膚品，我用了幾個月，發現皮膚真的變白了，可不知道爲什麼，太陽一曬，皮膚就變成這樣了，後來我才知道，這種產品鉛含量超標，會損害皮膚，當時，有一大批的人被這種東西都害成了腎衰竭呢！」

這更加印證了我的推斷。「張小姐，你的頸椎病其實不是骨頭的問題，那只是外在表現，根本問題應該是腎臟出了毛病，那些美容產品不僅傷害了你的皮膚，還可能傷害了你的腎臟。」張小姐半信半疑地問我：「那腎出了毛病，又怎麼會使我的頸椎出了問題呢？」對中醫有所了解的人，應該明白「腎主骨」的意思，腎之精氣具有促進骨骼生長發育的功能，所以，腎出了問題，也會對頸椎、腰椎造成影響。

當然，張小姐的情況也與她的工作性質有關，長期伏案工作，保持一個姿勢工作，都會導致氣血淤堵，腎氣升騰不起來。對頸椎病的調理，首先要止痛、散淤、祛寒；其次要升陽固腎。遵循這個原則，我給她推薦了如下的調理方案——

（1）嚴格控制作息時間，不要久坐，工作一會兒要適當活動活動，做一下「仙鶴點水」的動作：搖搖脖子，用空掌在兩肩和頸椎部位拍打拍打，或用空掌拍拍腰部，疏通脈絡。也可以用雙掌快速搓熱腰部，幫助腎氣升騰。

（2）多吃一些通氣血的東西，每天喝一點黃酒（客家糯米酒），可以緩解頸椎淤堵，加快氣血運行，還可以用黃酒煮雞蛋，裏面加一些枸杞、生薑，具有通血和固腎的作用。

（3）用羊骨頭，剔乾淨肉後，把它敲碎，不用任何油鹽，炒至焦黃，然後導入白酒中（1500克骨頭，2500克酒的比例），浸泡10天。浸泡完的酒，先口服50克，然後用薑蘸酒，擦頸椎或腰椎疼痛的部位。

（4）用陳醋泡黑木耳，或者用醋、芝麻油涼拌黑木耳，可以軟化血管，清理血管中的淤堵硬塊，對腰椎間盤突出、骨刺之類有一定的效果。

張小姐按照我的方法調理兩個月後，她的肩、脖子不再痛了，頭也不暈了，又調理了一段時間，月經也變得有規律了，這說明她的腎氣恢復了。

求醫錄

患者問：

我有一些腰肌勞損，經常腰痛，怎麼辦？

鐵牛老師答：

可以用甲魚殼炒黃後，趁熱浸白酒，30天後，可以喝一點也可以外用擦患處，一般7～10天可以治多年的腰肌勞損。

患者問：

急性腰扭傷怎麼辦啊？

鐵牛老師答：

黃薑汁敷：取生薑洗淨切碎，搗爛絞汁於乾淨容器內，然後加入蔥頭、麵粉、白酒，調成軟膏狀，平敷於扭傷處，厚約0.5釐米，並覆蓋油質或塑膠布以保持溫度，再加消毒紗布，膠布固定，每日一換，連用3～7日。

第八章 疑難病症的調理

1．甲狀腺瘤不做手術，也能把病消

充分休息，穩定情緒，放鬆身心，不爲煩心事所累，注意飲食，是預防甲狀腺瘤的好方法。

在南方的一些地方，比如湖南、江西，甲狀腺瘤的患者較多，而且多數是女性。這種疾病之所以會青睞女性，與女性的內分泌系統易出現異常有關。異常情況一般會出現在兩個階段，一是7歲～20歲；二是35歲～45歲。另外，勞累、休息不好、精神壓力過大，甚至性心理壓抑得不到宣洩，也會引發甲狀腺腫瘤。

前段時間，家鄉的一個朋友打電話給我，說他妹妹患了甲狀腺瘤，醫生建議手術切除，他妹妹有些猶豫，問我有沒有辦法。慎重起見，我建議他帶妹妹過來一趟，看看情況再做決定。

很快，朋友帶著妹妹來找我。我仔細了解了他妹妹的情況：朋友的妹妹35歲，在政府部門工作，平時工作比較忙，最近幾個月，工作上遇到點小麻煩，心裏壓力很大。在一次體檢中，就發現了病變。很快，醫院確診是良性甲狀腺瘤，瘤子長在脖子上，已經有一個乒乓球大小，用手觸之，很硬，有韌性，皮膚上可見微微的青筋，這應該是血管壓迫所致。

目前，西醫對甲狀腺腫瘤採取的措施基本上只有割除這一條路，但是這並不一定能徹底根除，因爲約有70%的甲狀腺瘤，在切除掉之後，還會再長。甲狀腺瘤的發生是多種因素作用的結果，如果不能進行綜合調理，是無法徹底根除的。

我將情況簡單地和朋友的妹妹溝通了一下，最後，她決定在我這裏進行綜合調理。秉著爲患者負責的態度，我建議她先做一個月的調理，如果沒有效果，她必須要到醫院接受手術，她欣然答應。於是，我給她開了一組調理的方子：

（1）充分休息，穩定情緒，放鬆身心，不爲煩心事所累，因爲甲狀腺類的疾病與情緒有很大的關係。

（2）忌吃牛肉、羊肉、鵝肉、公雞肉、海鮮，特別是不能吃辣椒。

（3）每天喝3～5杯養生茶，不但可用來促進脾胃運化，同時也有助於滋養腎津，調節內分泌。

（4）每天用半枝蓮、百花蛇舌草、冬瓜皮、茅根、玉米鬚、魚腥草煮水喝；每週喝一兩次綠豆煮水；田七打粉調水，外敷患部。

大概過了兩個月，就在我快淡忘這件事的時候，她給我打來電話，興奮地告訴我，她的腫瘤變軟了，去醫院檢查，醫生說比原來小了五分之一。不久後，她又來我這裏做了一段時間的調理，我給她用了一些中藥，腫瘤縮小到了綠豆大小。

求醫錄

患者問：

你剛才說甲狀腺腫瘤多發生在南方，比如江西、湖南，這是為什麼呢？

鐵牛老師答：

按照中醫的說法，此病的發生與居處不宜也有一定的關係，久居山區、高原地帶，水質過偏，久而久之氣機運行失常，水濕內停，痰淤互結，形成癭瘤。

2・尋找癲癇病的救命稻草

癲癇病的發作就好比是電路突然短路，如果能夠找出短路的根源，接通電路，疾病自然就痊癒了。那麼，當神經或者經脈短路的時候，會有什麼樣的外在表現呢？三根又粗又長的棕紅色毛髮，就是癲癇患者的救命稻草。

一次出差去河南，半夜的時候，火車上的廣播突然響了起來：「請問哪位乘客是醫生，請馬上與乘務員聯繫，有一個癲癇患者已經昏厥，情況緊急。」我馬上找到了乘務員，在他的帶領下，我見到了那位癲癇患者。只見他口吐白沫，全身抽搐。他的父親急得滿頭大汗，見了我馬上解釋說，他的兒子患癲癇已經好幾年了，每年都要發作一到兩次，這次可能是因爲旅途勞頓，加上情緒緊張造成的，情況也比以往要嚴重。

我先安撫好患者父親，然後讓他查看孩子的山根（百會穴向前）部位，是否有三根棕紅色的頭髮。不出所料，他果然發現了三根又粗又長的棕紅色頭髮，我讓他立刻拔掉，不一會兒孩子就蘇醒過來。孩子情況穩定之後，我囑咐孩子的父親，回家之後找些桃花，配上枸杞、黃芪泡水喝。

兩年後，我接到這位父親的電話，他非常激動地告訴我，按照我的方法進行調理後，孩子已經兩年多沒有發病了。我肯定地告訴他，以後你的孩子不會再發病了，已經斷根了。我這樣說，可能不少人會認爲我是說大話，癲癇是一大頑症，怎麼可能這麼容易就斷根呢？

癲癇能否徹底治癒，關鍵是找到發病的根源，我剛才介紹的這個方法，是一個很有效的土方。通常癲癇病人發作的時候，都會在山根位置，迅速地長出三根棕紅色的頭髮；如果是女孩，棕紅色的毛髮多長在陰部的前端。當然也有不長的，那就沒辦法了，但長了，只要趕快拔掉就能斷根。

山根的位置接近百會穴，百會乃百脈之會，百病所主，如果氣血在接近此處受阻了，無法通過去，就好比是電路短路，用力這麼一扯，氣血就疏通了。

我們再來說說桃花配上枸杞、黃芪泡水喝的道理。桃花對治療癲癇有一定的療效，而枸杞、黃芪泡茶可以用於補氣血，因爲癲癇誘發的因素往往是身體勞累、情緒緊張所致，說得通俗點，就是氣血弱了，癲癇就會發作。枸杞、黃芪泡茶補氣血，氣血足，癲癇就不容易發作了。

求醫錄

患者問：

如果是輕度的癲癇患者，是不是就不需要長期吃藥呢？

鐵牛老師答：

千萬不要存有這種僥倖心理，癲癇是一種非常可怕的神經系統慢性疾病，切不可不遵醫囑，擅自停藥。但是一定要儘量避免服用那些對肝、腎有傷害的藥物。

3．神經衰弱不是頭痛醫頭、腳痛醫腳就能解決

有人說，患上神經衰弱就像吸食鴉片，時而興奮，時而疲勞，反覆無常，吃藥、打針，均不奏效。這個比喻足以說明神經衰弱給人們帶來的痛苦，而治療不成功的原因，就在於頭通醫頭腳痛醫腳，沒有追本溯源。

現代人生活節奏快，工作壓力大，所以，神經衰弱常常與我們不期而遇，其主要表

現爲：易興奮、易疲勞；晚上睡不著覺、睡著了又不踏實；記憶力下降；食欲缺乏；煩躁不安、容易激動等等。

西醫通常會把神經衰弱當成一種心理性的疾病來治療，用一些抗焦慮、阻滯性、催眠鎮靜的藥物，其目的就是在抑制神經興奮。採用這種方法治療後，表面看來是風平浪靜了，實則暗濤洶湧，因爲這只是解決了表象問題，並沒有解決實質問題。長期服用此類藥物，還會產生一系列副作用。所以，結果不是問題減輕了，而是更加嚴重了。

神經衰弱患者也要注意平時的調理。神經衰弱中的「衰」和「弱」就是腎氣弱、心氣弱、肝臟的氣血不夠旺而衰。肺氣的肅降功能弱，以致大腦的血氣供應不足，腎上的津液升騰不起來，無法滋養大腦，這個時候患者會覺得缺少了什麼東西，腦袋空空地睡不著。

90％的神經衰弱者與腎虛有關。解決方法應該從營養入手，首先要補足腎氣，調好肝、血、心、肺，腎氣充足了，自然就睡得著、睡得香。補充腎氣，應多吃應季水果，最好榨汁喝，以補充腎津。

關於補充腎津，我自製了一款水果酒（猴兒玉液），是取葡萄、蘋果、山柚等水果，在常溫下自然發酵而成，其中含有非常豐富的酶，對於滋養腎津，促進腎氣的蒸騰非常有用，能有效治療失眠，而且是純粹的自然療法。

神經衰弱患者可按照以下方法進行調理：

（1）睡覺前，用桂圓、紅棗、枸杞、加上黃酒（也可以用客家酒釀，也叫醪糟）煮雞蛋吃，以固住腎氣，協助腎氣升騰，幫助入睡。另外，也可以喝一些品質好的紅葡萄酒，也有助於安眠。

（2）要多吃一些能夠滋補腎氣的東西，比如：用黃芪、枸杞泡茶，用桂圓、枸杞燉雞等等。

（3）神經衰弱的人往往脾胃不好，身體消瘦，臉色差，可以用蘿蔔籽、山楂、一些冰糖煮水喝，有助於健脾利胃。

（4）適量運動，比如早晨運動20分鐘，晚飯過後散步半小時。另外，可以嘗試道家暖足方，泡一泡腳，如果能出一身汗，對睡眠也會有很大的促進作用。

除了用以上方法進行調理外，人們還應該加強日常保健。神經衰弱的發生與心理、生活習慣是密不可分的。當內心緊張的時候，身體會產生酸性物質（就是中醫說的陰性物質），會對心血管、肝臟、腎臟機能造成阻礙。

俗話說：心病可致身病。現代人不可避免地會焦慮、會感到壓力大，因此，人們應該注重心理健康，凡事要想得開，退一步海闊天空嘛！

另外，還應該改變不良的生活習慣，過分地耗神耗精的事情要減少，少上網、少打麻將、少抽煙喝酒，以免損耗我們寶貴的先天腎氣。

求醫錄

患者問：我平時失眠多夢，好像有些健忘，很容易把事情忘掉，是不是生病了？

鐵牛老師答：這都是你睡眠不足，腎氣不足，身體產生了紊亂的現象。平時要多休息，不要太緊張。另外，還要補充腎津，可以用花生葉一把，也叫合手，每天去煮水喝，連續喝一兩個月，對失眠和健忘效果很顯著。

患者問：我老公每天打呼嚕，非常響，吵得我難以入眠，您有什麼好方法麼？

鐵牛老師答：用花椒五到十粒，睡前沖開水一小杯，連服五天，基本都可以治癒。

4．手不停地抖動，關鍵固腎升陽

有些人的手會情不自禁地抖動。造成手抖的原因有很多：腎虛會抖；神經黏連會抖；受過外傷、受損了也會抖。但總體上說，不外乎氣血淤堵、腎氣不足所致。

前幾天，我在看一個健康節目時，看到一位40多歲的病人，手抖動得特別厲害，醫生讓他在紙上畫螺旋線，他畫出的居然是鋸齒形狀。他告訴醫生，這是他們家的遺傳，她媽媽、姥姥、姐姐、弟弟都有這個毛病，而他是一個美術工作者，就因爲這個毛病，葬送了他的大好前程。

另外，他手抖還有一個特點，喝了酒就不抖。喝第一杯酒的時候，手抖得非常厲害，要兩隻手把著酒杯，酒才不至於灑出來，可連喝兩杯後，手就不抖了。於是，他每晚睡覺前都喝一兩杯酒，但是不能解決根本的問題。

西醫稱這位患者的情況爲原發性震顫。原發性震顫是神經系統較爲常見的疾病之一，又稱爲特發性震顫、良性震顫。患者常有家庭史，故也稱爲遺傳性震顫或家庭性震顫。該疾病任何年齡均可發病，平均起病年齡45歲左右。

震顫往往是疾病的唯一症狀，以雙手的動作性震顫為特點，可伴有頭部、口面部、下頜的震顫。許多因素可以影響震顫，如饑餓、疲勞、激動，和溫度（熱水浴）等會加重震顫，睡眠時可緩解。原發性震顫患者對乙醇（酒精）的反應是特徵性的，許多患者只要使少量飲酒就可減少震顫，但是數小時後震顫就會更加嚴重。

醫生說，他這是一種基因缺陷，影響到他腦子裏的某幾根神經，要通過電擊刺激的方法，或手術切除的方法來加以根治。這個病人當時不是很情願，他擔心會產生副作用，他還擔心手抖的毛病會遺傳給他的孩子，他就問醫生，有沒有一些保守的療法，但是並沒有得到直接的答覆。

其實，像這位患者的情況，是可以用保守的方法來加以調理的。我先來說一說，手為什麼會抖？手抖的原因有很多，寒淤、氣血淤堵會抖；腎氣不足也會抖；有些人的任督二脈，任何一個不通暢他就會抖。

舉一個形象的例子，一個長長的軟水管，你把前邊中間稍稍捏住，開始往裏面貯水，水龍頭一開，水管就會像蛇一樣劇烈扭擺。不通，管子就會抖動。你把手張開，水通了以後，它就不抖動了。水管就好比是我們的經脈，而水就是氣血。經脈淤堵（手捏住水管），氣血不充盈（水壓不夠）就會造成抖動。

前面講到這個人喝了酒，手就不會發抖了，這是因為酒使他的陽氣升騰上來了，氣血運行加快了，淤堵的地方、黏連的地方氣血衝過去了，自然就不抖了。還有，人體的腎氣不夠充盈，有的人先天腎氣虛弱，經脈中稍微有淤堵，氣血就衝不過去，這時候手也會抖動。剛才的這位患者臉色蒼白，就是腎氣虛弱的常見表現。

一般手抖的人多在40歲以上，那時候人的腎氣虛弱了，抖得就會很厲害。很少看到十幾歲的小孩手會抖，因為孩子的腎氣非常充盈。

我調理手抖動的方法首要就是固腎，升陽。用黃酒（客家糯米酒）煮雞蛋來升騰陽氣，或用桂圓、當歸、黨參燉湯喝。

其次是，調節好生活方式，平時休息好，不要過耗。有些人本身腎氣就不夠，還加班熬夜，過度性生活，這無疑是雪上加霜。

再來就是疏通脈絡，可以用生薑（200克）、薑苗、橘子皮，加上楓樹籽、楓樹葉、樟樹葉、白酒，煮水去泡澡，發汗。用來疏通寒淤、暢通血脈。

另外，還要做一些運動：把手伸直，用手指根關節的陰勁空抓，以活動脈絡。雙手兩側伸直抖動，用來刺激末梢神經，使氣血運行加快。

求醫錄

患者問：我媽媽不僅手抖，下頜也會震顫，可不可以採用你說的這個方法進行調理呢？

鐵牛老師答：可以的，震顫往往是疾病的唯一症狀，以雙手的動作性震顫為特點，可伴有頭部、口面部、下頜的震顫。

5．老年癡呆症患者的第二春

我們無法阻止衰老，但是我們卻能延緩，或者阻止老年癡呆的到來。經過有效的調理，讓每一位老年癡呆患者都能迎來幸福的第二春。

五年前，一位朋友介紹一個老年癡呆症病人來我這裏調理，來的時候，這位老人的情況已經很嚴重，坐在輪椅上，手腳動彈不得，頭偏向一邊，目光呆滯。據家人介紹，這位老人是在三年前確診爲老年癡呆的。醫院檢查，發現他有腦萎縮的跡象，醫生說沒有辦法了，家屬就抱著最後的一線希望，到我這裏來看看。

我仔細觀察這個病人後，發現他的舌苔很厚，手冰涼，手伸直後會出現明顯的抖動。不過，幸運的是，這個人的胃口還不錯。

其實，癡呆症是老年人常見的病症。人上了年紀，由於耗損過度，腎氣虛弱，身體寒淤，大腦供養不足，使中樞神經無法控制身體，甚至出現局部腦萎縮的現象。輕者會出現記憶力衰退、行動緩慢、手指顫抖，嚴重的會導致目光呆滯、語言障礙、無法行動、生活無法自理等等。

對於這種疾病的調理，我會採取疏通氣血，扶固腎氣的方法，如果患者能夠有毅力堅持，並配合調理，往往會有明顯的改善。其調理的方法敘述如下——

（1）用道家暖足方泡腳，促進大量發汗，同時補充養生茶，祛除寒氣，第一個星期每天一次，之後隔天一次。

（2）每天喝道家養生茶，用後天水穀之氣來滋養先天腎氣，固住腎氣。

（3）每天喝道家排毒茶，用來排除體內垃圾，疏通淤堵。

（4）用柚子葉或橘子葉、楓樹葉（10葉）、生薑（200～250克），煮沸後，洗頭，隔兩天洗一次，以疏通頭部氣血。

（5）用桂圓（5～10個）、紅棗（6～7個）、枸杞（20～30克）煮瘦肉湯喝，前7天每天一次，後49天隔天一次，助其腎氣升騰。

（6）每天做手指操：手指伸直，然後用力握拳，同時兩臂左右平伸、前伸、上舉各36次。刺激其中樞神經和末端神經的聯繫。

老人回去後，按照我教給他的方法進行調理。一個星期後，通過連續泡腳，使手足冰涼的情況，得到有效的緩解；一個月後，就可以搖頭了，講話也不再那麼含糊了。從第二個月開始，我讓他用道家清和浴泡澡，疏通全身血脈，一週泡兩次澡，或隔天泡一次腳；到了第三個月，他的手可以自如地握住筷子了，可以自己吃飯了；到四、五個月的時候，他就不用再坐輪椅了，生活基本可以自理。

對於老年癡呆症，我調理過的患者，有發病三年的、五年的，還有十幾年的。一般在八年以內，都會有明顯效果；三年以內的成功率更高；如超過十年，只能說是改善，至於能具體改善到什麼程度，就要看患者的堅持情況了。

求醫錄

患者問：我奶奶今年快80歲了，平時做事總是丟三落四的，這是不是老年癡呆的表現呢？

鐵牛老師答：我只能說有這種可能性，因為老年癡呆病人常常表現為「丟三落四」、「說完就忘」，同一問題反覆提問，但具體的情況還要到醫院檢查之後，才能確診。

6．拔出寒氣，祛除風濕老病根

患上風濕病的根本原因是身體濕氣過重，造成身體氣血運行緩慢，而氣血運行緩慢又會反過來加重寒濕之氣的堆積。所以，拔出寒氣，加快氣血運行，乃是調理風濕之根本。

風濕病人最痛苦的時候莫過於早晨，早晨起來，手指僵硬，關節疼痛，活動不便，等到太陽升起來後，稍微活動一下，情況才會有所好轉。這是因爲太陽出來了，身體裏的寒毒跑出來一些，病人就會感覺舒服一些。

幾年前幾個小夥子用竹轎子抬著一個50多歲的中年男性來找我。他患的是類風濕。這種病的危害很大，如果不能及時治療，就有癱瘓的可能。

當時，這個病人連路都走不了，臉色通紅通紅的，嘴唇發黑，如果再發展下去，就有可能發展爲風濕性心臟病。通過進一步了解得知，此人是漁民，經常在水裏面討生活，江裏濕氣太大，很容易導致寒邪入侵。結合他的情況，我給他進行了如下調理——

（1）用1000克生薑，1000克蔥、500克柚子皮（或橘子皮）煮一大鍋水，再往裏面加上500克酒，用這個水去泡澡，直到把全身泡紅爲止，泡澡的過程中，要用毛巾不停地洗頭。隔天一次。一週之後，每週兩次。

（2）每天吃一些具有升騰作用的食物，如桂圓、紅棗、枸杞、當歸、黨參、生薑煮湯煮水喝，也可以吃黃酒（客家糯米酒）煮雞蛋。

這個病人堅持了三個月後，可以下地緩慢行走了，手腳變形、關節無法彎曲的現象也得到極大的緩解。身體緩解之後，他再也不打魚了，他說賺太多的錢，也沒有身體健康重要。

江南有「魚米之鄉」之稱，以打魚爲生的人，很容易患上風濕病。還有些人患上風濕病，與住房有關。有許多人喜歡買靠江、靠海的房子，因爲這種地方風景好。殊不知，這些地方往往濕氣重，最容易使寒濕進入身體的肌肉、淋巴、血液、內臟，造成風濕、濕疹、濕熱之類的疾病。

調理風濕，我習慣採用的方法是洗、泡、喝。通過泡腳（道家暖足方）、泡澡（道家清和浴），大量排汗，促使氣血運行加快，從內而外地迫使濕寒之氣從身體裏向外發散。同時，喝薑湯、養生茶、猴兒玉液以提升陽氣。

有人問我桑拿（三溫暖）能不能達到同樣的效果，我告訴他不行，因爲桑拿是從外部快速逼壓毛孔，雖然能使人出汗，但都是表皮的寒，根本無法促使內在的氣血運行，起不到由內而外的排寒效果。

還有人問我艾灸、拔火罐行不行，通常這些方法只會在局部起到一些效果。而風濕往往是全身問題，關節、肌肉都可能有寒氣，只是局部表現得比較突出而已！如果只是解決局部問題，其他地方的寒氣還是會侵蝕過來，使風濕久治不癒。

無論是治療疾病，還是調理疾病，都不能獨立地看，不能把它拆分開來，必須從整體改善人體環境入手。風濕的調理也應該如此。

求醫錄

患者問：

我患風濕性關節炎好多年了，我想問一下，這種病需要忌口嗎？

鐵牛老師答：

一般說風濕性關節炎患者可以食用任何食物，不必忌口。只是在急性期或急性發作，關節紅腫灼熱時，不宜進食辛辣刺激的食物，久病脾胃虛寒者少食生冷瓜果及蝦、蟹之類。

7．白血病的調養方法

很多人認為，患上白血病，即便不被死神帶走，也是與死神擦肩而過。別的不說，就是放療化療的痛苦，就足以讓人失去戰勝病魔的勇氣。其實，我們原本可以不必如此摧殘身體，養好腎精，也能柳暗花明。

七年前，一個20歲出頭的女孩被診斷為白血病。當時，這個女孩正在讀大學三年級，精神壓力特別大，加上功課緊張，使她的身體異常虛弱。經人介紹，這個女孩找到我，問我該怎麼辦？

我對她說：「你最好休學半年，回家好好休養，學校功課緊張，又沒有人照顧，對病情的恢復是非常不利的。」然後，我叮囑她要積極配合醫院的治療，同時要注意日常調養。我給她開了一組調養的方子，讓她回家照著做。

（1）當歸、黃芪、黨參、枸杞、淮山、太子參均量，燉瘦肉湯吃，或者直接煮茶，或者煮黃酒，一天兩次，大概21天的量，用來滋養腎津、調理脾胃。

（2）每個月至少燉四次雞（每週一次），清燉，燉的時候加一點兒山藥、枸杞，也可以用烏雞，再多加點花生米（帶紅衣），用以滋養腎氣、養血。

（3）每次飯前吃21粒帶紅衣的生花生仁，早、中、晚各一次，用於補血。或者用花生衣30個左右加一些枸杞、紅糖煮黃酒，或者用黃酒煮雞蛋都可以。

（4）常吃用天冬門30克，瘦肉100克，粳米100克煮的粥，可以補血。

（5）定期泡腳，每週三次，或者每週泡一次澡。可以採用我們前面推薦的道家暖足方和道家清和浴，增加排汗，使身體收攝、運化和代謝加快，達到疏通血脈、打通淤堵的目的。

經過半年的治療和調理後，女孩給我打來電話，興奮地告訴我，她的身體出現了本質的變化，白血球的量恢復了正常，各項指標也下來了。接著，我鼓勵她繼續堅持，好好鞏固現有的成果，放鬆心情，改變不良的生活習慣，注意休息，並給她開了一些持續調理的方子。至今，七年過去了，這個女孩依然健康地過著每一天。

白血病是血液中的白細胞濃度過高，肝臟、骨髓的造血功能出現了問題。中醫認爲，主要是因腎氣不足，運化不到位，以致虛勞，造成肝臟造血、脾胃攝血、肺部肅降功能紊亂而造成的病症。另外，血運不暢，淤阻脈絡，也是不可忽視的原因。

有人曾問我這樣一個問題：爲什麼現在的白血病呈現增長的趨勢呢？據我觀察，原因主要有以下幾個方面：

（1）環境的污染嚴重，比如空氣污染、裝潢污染、化學毒素，都會造成血液的餘毒，破壞肝和骨髓的造血功能。

（2）現代人的精神壓力、工作壓力過大，經濟困難的家庭壓力更大，過度勞累會造成身體虛勞，腎功能衰弱。

（3）與偏食也有一定的關係，父母沒有合理調配小孩的基本營養，就很容易造成小孩偏食。

求醫錄

患者問： 白血病有什麼方法可以調理呢？

鐵牛老師答： 天冬門（或麥冬）、當歸、黨參、枸杞30克，瘦肉100克，粳米100克煮粥喝，可以補血；西洋參15克，淮山30克，紅棗20枚，烏雞500克左右一隻，加入生薑燉湯；也可以用紅皮花生衣，加紅棗泡茶喝。

第九章 各類雜症的調理

1．痛則不通，通則無病

人體就如同一架複雜的大機器，機器運轉有序，身體就處在健康狀態，一旦線路出了故障，不通暢了，就會導致部分身體機能癱瘓，甚至是牽一髮而動全身，正所謂痛則不通，通則無病。

我們說所有慢性病，都是身體內在的原因及整個環境造成的。我們經常聽人講，酸性物質是身體環境的大敵。而所謂酸性環境，往往是人吃了過多腐敗的食物，如肉類、魚類、海鮮，在身體產生過多的垃圾。

垃圾多了，身體就會出現障結，阻礙氣血運行。垃圾堵在哪裡，哪裡就會出問題，引發類風濕、關節炎、皮膚病、癌症、心血管等疾病。我們叫百病歸淤。

我們調理慢性病，核心就是要解決淤和堵，從整個內部環境入手，比如要促進排汗、排尿、大便通暢，繼而達到氣血的通暢。通暢了自然就不堵了，也就沒有病了。

五通是指汗液通、大小便通、氣血通、痰液通。只有做到這五通，身體才能健康。如果五通不通，就會致使寒氣、毒素、陰性物質淤塞，導致慢性病的發生。在這一節，我將總體地來講一講**「調理五通」**的方法。

1．汗液通

汗液排毒是人體最大、最直接的排毒方式，人通過出汗把身體黏液中的毒素排泄出來。如果汗腺不通，人體的黏液酸性、毒性就會加重，這就如同一潭死水，時間久了，就會變質發臭，從而導致皮膚病、亞健康，甚至是心血管疾病、癌症的發生。

現代人普遍缺少運動，夏天又喜歡長時間待在空調房裏，所以，汗液排泄很容易出問題，導致身體的運化功能、升騰代謝出現障結。

那麼，如何才能促進人體的排汗呢？

不妨嘗試道家暖足方和道家清和浴，可以讓人出汗出得痛快淋漓。另外，在出汗的同時，需要及時補充水分，通過排汗和補水，就可以把淤積在身體裏的「死水」，替換成新鮮的、有營養的活水。

道家暖足方和道家清和浴的排汗方法，是發揮食物精華的滲透性，從內而外促使人體氣血運行加快，以達到自然排汗的目的。

2．小便通

小便不暢會出現尿頻、夜尿、尿少、尿不淨、尿痛等症狀，其原因不單單是膀胱系統出問題，而是腎元、腎氣虛弱的表現。爲什麼老人小便時間久、尿不乾淨，而小孩小便強勁有力呢？這就是因爲老人的腎元不如小孩充足。

尿頻、夜尿則是腎元的固攝能力不強所致。

小便不暢可用排毒茶來促使排尿，它可以促使血液中、體液中、五臟中的毒素，通過尿液排出體外。有些人喝完排毒茶之後排尿，會發現尿液呈現黃色，且有泡沫，這說明身體中的毒素被排出來了，堅持喝一段時間，尿液就會變得清澈。

3．大便通

大便也是人體的主要排毒方式，它不僅能夠排除胃腸消化食物的垃圾，還能把器官臟腑中的毒素排出來。大便不通，也叫「便秘」，有的三、五天，甚至一週才解一次大便，有的排便困難，大便乾結。便秘雖不是什麼大病，但危害是不可忽視的。

大便不通會引發腹脹、食欲缺乏，還會導致排毒功能受阻。對女性來說，大便不通會增加體內毒素，導致新陳代謝紊亂、內分泌失調及微量元素不均衡，出現皮膚色素沉著、瘙癢、面色無華、毛髮枯乾等症狀。

對於大便不通的情況，我們建議喝排毒茶，如果喝了排毒茶後，大便呈現出黑色、焦黑，並帶有很多黏液，這都是好現象，這說明身體中的寒淤、陰毒被排了出來。

4．氣血通

氣血通包括先天之氣和後天之氣通暢：先天之氣是指腎氣，後天之氣是指脾胃的食穀之氣。氣血是不能分開的，兩者之間可以不斷地轉換，總之是氣斷則血停、血盡則氣亡。對於氣血不通的情況，我們可以通過以下方法來加以調理——

（1）適當增加運動，可以多泡泡腳，增加體內的氣血運化；多排汗，排出血液中的垃圾。

（2）多吃一些增進脾胃運化的東西，如山藥、養生茶、糙米。

（3）提高睡眠品質。中醫說肝養血，睡眠好，肝就能養好。

（4）固住腎氣。多吃一些生陽的東西，如枸杞、桂圓。同時減少虛耗，注意勞逸結合，合理的性生活，以免造成虛耗。

5．痰液通

五臟中的毒素除了通過汗液、大小便排出外，還可以通過痰液排出，比如咳嗽和咳痰。通常人們一發現自己咳嗽、咳痰，就很緊張，其實，咳痰是一件好事。身體裏含有痰濕，如果這些痰濕排不出來，就會發展爲皮膚病、上火、潰瘍，甚至是癌症。

另外，唾液、眼淚、鼻涕也能排泄身體裏的廢物，眼淚可以排出肝部毒素，而鼻涕則是淋巴排毒與身體排寒的現象。

求醫錄

患者問：

我小便不暢，平時氣血也不太好，我該如何調理呢？

鐵牛老師答：

可以通過排毒食物促進身體排毒，還可以喝排毒茶，強化脾胃運化，滋養、固住腎氣，並加快排尿的速度。

2．多排汗，身體才能健康

汗是人體天然的養生師，排汗可以帶走身體裏的毒素，讓你的身體保持健康。相反，經常不出汗，身體循環就會受到影響，內分泌也會出問題。

兩年前，張女士來找我。她說不知道是怎麼回事，總是精神不振，手腳冰冷，還有經痛，去醫院檢查，醫生說是內分泌出了問題，吃了些藥，也不見好轉。張女士雖然只有30多歲，但臉色蒼白，臉上、手上長滿了斑和皺紋，像個半老徐娘。

簡單了解了她的情況之後，我問她：「你平時常出汗嗎？」「出汗？我已經很長時間沒出汗了！我不怎麼愛動，天氣熱的時候，就躲在空調房裏，根本不會出汗。」於是，我對她說：「你的問題就是出汗太少了，不出汗，體液中的垃圾就無法排出，就會造成體內寒氣瘀堵。」

她又問我，「那我這個情況，該怎麼辦呢？」我笑著回答：「容易！——多出汗，多排毒，就好了。」我給她推薦了兩種促進排汗的方法——

首先，吃一些升陽的食物，早晨起來先不要吃飯，用薑、蔥和紅糖煮水喝。

其次，每隔一天泡泡腳，用薑、橘子皮、香蕉皮、花椒煮水，先蒸後泡，之後，喝養生茶，補充水分。

半個月後，張女士給我打來電話，言語中透露出喜悅之情，「你這一招還眞靈，早上一吃薑，全身就冒汗，泡腳更是舒服，出汗的感覺眞好！」

我叮囑她，以後不要總在空調室內吹冷氣，要到戶外多運動運動，她欣然答應了。沒過多久，她又打來電話，不解地問道：「我沒做美容，最近卻發現皮膚變得細膩光滑了很多，這是爲什麼呢？」

我解釋說道：「那是因爲汗液幫你把身體裏的毒素排出來了，體內無毒，皮膚自然就變好了。」

現代生活，冷了有暖氣，熱了有空調，日子是滋潤、舒服了，可我們的身體卻向我們提出了抗議。道家講究回歸自然。常用空調和暖氣，就會破壞人體自身的調節能力，汗排不出來，就會使身體中的黏液變酸、變毒，最終引發疾病。

所以，我想提醒大家，千萬不要以爲長時間待在空調房裏是好事，它正在悄悄地讓你的身體發生變化哦！

求醫錄

患者問： 我小便不暢，平時氣血也不太好，我該如何調理呢？

鐵牛老師答： 可以通過排毒食物來促進身體排毒，另外，還可以喝排毒茶，強化脾胃運化，滋養、固住腎氣，加快排尿。

3．皮膚病不是皮膚的病

「野火燒不盡，春風吹又生。」用這兩句詩來形容皮膚病，是最恰當不過的了。那麼，皮膚病真的這麼難治嗎？其實不是的，關鍵是沒有找到根源。皮膚病常常不是皮膚的病，治療皮膚病不是哪裡有問題，就往哪裡擦藥，應該透過現象看本質。

有人說我喜歡故弄玄虛，不按常理出牌，別人看病是哪裡有病醫哪裡，而我是專挑沒病的地方做調理。

兩年前，有一位60多歲的阿姨來找我，她患牛皮癬20多年了，手臂、腋下、背部、胸部、大腿兩側，都出現了不同程度的問題，皮膚看起來就像斑馬一樣。

她告訴我說，她去過很多地方，也找了很多醫生看，其中不乏很多知名專家，都沒有治好。我問她，是怎麼治療的呢？她苦惱地一笑道：「還能有什麼辦法，就兩招，一招吃藥，不是西藥就是中藥，還有一招就是擦藥，擦完西藥擦中藥。」

我看這位阿姨的表情就知道她對自己的病已失去了信心，到我這裏來，不過是碰碰運氣。於是，我問她：「你覺得這病能看好嗎？」果不其然，她不假思索地回答：「我看夠嗆！這病就是個死灰復燃的病啊！」

「你的問題不在皮膚上，而是在身體內部，我試著幫你調理一下吧，我們先用自然調理法——泡澡。」

「用藥都不能治好，泡澡就能治得好?!」阿姨臉上寫著不信任。

當天，我用自然調理法給她泡澡。泡完後，水面上漂滿了厚厚一層的皮屑，她身上也血淋淋的——她一邊泡一邊抓。泡完之後，我讓她大量喝水，第二天再來。

就這樣堅持了七天，她身上的傷痕全部結痂了；十天左右，她背也不癢了，但都跑到腰上了，就是脊椎這塊。我本打算給她用一些排泄藥，可她的身體狀況不容我用藥。

第一，她患有低血壓，血壓只有90～70毫米汞柱，很多排泄藥不能吃；第二，她患有糖尿病，一直在吃藥。沒辦法，我只能用最簡單、最保守、最安全的治療方法——泡澡、喝排毒茶。我讓她在堅持泡澡的同時，喝排毒茶。

這樣大概堅持了近兩個月，她的牛皮癬就大大改善了，看起來，整個人都年輕了許多，因爲她幾乎是重新換了一次皮膚！

我跟她開玩笑說，這叫舊貌換新顏，枯木又逢春。這位阿姨樂得合不攏嘴。

由於她家離得比較遠，我見她皮膚病基本康復，就讓她在家裏自行調理。我叮囑她平時多吃一些生津液的東西，比如水果、蔬菜，但肉食少吃，特別是在恢復期，羊肉、牛肉、鵝肉都不能吃，鯉魚不能沾，海產品要遠離，還有高蛋白的食物也不能吃。

又過了三個月，她特意來拜訪我，興奮地告訴我，她的低血壓、糖尿病也調好了。對於身體的這個變化，她感到十分的納悶：我是來治療皮膚病的，怎麼能把這些病也給治好了呢？

我告訴她，雖然表面看來，你的問題出在皮膚上，實際上是因爲內在（體液、淋巴系統的排毒功能出現了故障，或臟腑中出現了病變）的毒素不斷往外冒，聚集過多，就通過皮膚釋放了出來。

聽了我的解釋，她感歎說道：「看來這個皮膚病眞的不是表面的問題，原來是裏面

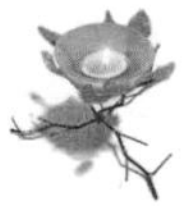

的問題啊！難怪我一直治不好呢！」

求醫錄

患者問：

我兒子最近有些過敏，怎麼辦？

鐵牛老師答：

他體液中的黏液太多了，酸性太多了，多喝一些水，最好是甘蔗水三大杯，滋養腎液。

患者問：

我最近得了蕁麻疹，有什麼方法可以治療嗎？

鐵牛老師答：

你就用金銀花、甘草、黃芪、黨參泡水喝，可以解血液毒和肝毒，滋養腎氣，一個星期後應該就會有效果。

4・讓黏人的濕疹一去不復返

濕疹表面上看是細菌感染引起的，但本質上還是來源於身體內部的因素，主要有兩個方面：一方面是因爲身體體液、血液中酸性、寒性垃圾過重，達到了臨界點造成的；另一方面是體內某些器官排毒所致。

在南方，濕疹是一種非常普遍的疾病，這與濕熱的天氣密切相關。幾年前，一位小夥子因患濕疹來找我。這位小夥子是一個業務員，因做業務需要，小夥子特別能喝酒，一次能喝七八瓶啤酒，沒過幾年，小夥子的手上就莫名其妙地起了一些水泡、紅點，然後星星點點地向上蔓延，最後延伸到上肢、下肢、肚子，癢得他徹夜睡不著覺。

到醫院檢查，被診斷爲濕疹，醫生說是眞菌感染或是免疫系統異常引發的，給他開了一些西藥和一些外用的藥膏，開始還挺管用，可過不了多久，濕疹又捲土重來，而且有愈演愈烈之勢。小夥子看西醫不行，又去看中醫，拿了一大堆中藥回來，吃了兩三個星期，效果還是不明顯。後來，通過朋友介紹，他就來到了我這裏。

在調理之前，我先向大家介紹一下濕疹。濕疹表面上看是細菌感染引起的，但本質上還是來源於身體內部的因素，主要有兩個方面，一方面是因爲身體體液、血液中酸性、寒性垃圾過重，達到了臨界點造成的；另一方面是體內某些器官排毒所致。總的說起來，濕疹的誘發因素主要有以下幾種情況：

（1）肝臟虛弱之時，就可能會有濕疹，特別是持續性、對稱性生長的濕疹，往往發生在體弱、勞累、喝酒損傷肝臟後，這是肝臟排毒的自發現象。這種情況最好到醫院做一下肝臟檢查。

（2）工作忙碌、精神緊張的時候也容易突發濕疹，因爲當人高度緊張的時候，身體的體液、血液中會產生大量酸性的毒素，從而誘發濕疹。

（3）人體排汗不通暢時，體內熱毒淤積也會造成濕疹。

（4）環境問題，住在濕氣很重的地方的人，容易患上濕疹。南方地區濕熱，導致黏液中的濕毒、寒毒淤積，這種情況不但會造成濕疹，還會導致類風濕。

現在我再來說說這個小夥子，小夥子之所以會患上濕疹，應該與他愛喝酒有一定關係。飲酒過量，會對肝臟造成一定的損害，從而誘發濕疹。針對小夥子的情況，我建議他採用如下方法進行調理——

一、養成良好的習慣，要休息好，保證充足的睡眠，放鬆心情，不讓自己過度勞累與緊張。

二、從排汗入手，連續用道家暖足方泡腳一個星期，然後隔天泡一次。泡的時候務必大汗淋漓，同時大量補充養生茶。

三、平時多吃水果、養生茶，以補充人體所需的津液。

四、每天喝排毒茶，促進肝臟、腎臟排毒，通過尿液排出體內毒素。

當天，小夥子按照我說的方法泡了一次腳，大汗淋漓，又喝了些養生茶、排毒茶。之後，他明顯感覺到瘙癢減輕了。小夥子喝了排毒茶後，小便時，尿液呈現出深黃色，並伴有大量泡沫。這說明小夥子體內有酸毒。

兩個星期後，小夥子打來電話，說濕疹全部消失了，皮膚也變得細嫩了。我特別叮囑他，以後一定要注意休息，不要喝太多的酒，平時要隔兩三天喝一次排毒茶，一個星期泡一次腳，確保身體的毒素不淤積。這樣不僅能防治濕疹，還能降低其他疾病的發生機率。

求醫錄

患者問：我的濕疹被您調理好了，以後還能喝酒嗎？

鐵牛老師答：濕疹期間要禁食酒類、辛辣刺激性食品，避免魚蝦等易於產生酸性垃圾的食物，即使調理好了，這些食物也要儘量少吃少喝。

患者問：上次我的皮膚濕疹你給我治好了，我有一個朋友也是濕疹，用你上次給我的調理方法行麼？

鐵牛老師答：不能這樣，同樣是濕疹，但因素很多，可能是體液，也可能是其他臟腑的毛病，你要讓他來我這看一看才知道。（後來經證實，這個朋友是肝臟小三陽，我幫他調好了肝臟，濕疹就消失了——他的濕疹其實是肝臟的排毒。）

患者問：我的手上起了一些濕疹，也不大，去醫院又覺得麻煩，您有方法麼？

鐵牛老師答：可以用樟腦丸，放在陳醋中，浸泡兩三天，然後搗爛，用陳醋擦患部，每天三次，有奇效。

患者問：我的陰部有一些濕疹，怎麼解決？

鐵牛老師答：就用魚腥草煮水清洗患處即可，男女都適用。

5．甘蔗汁和金銀花祛除青春痘

青春痘是青春期陽氣上揚的表現，腎津不足，就會生痘痘。甘庶汁能滋養腎津，金銀花可以清除熱度，常常服用，青春痘就會乖乖降服了。

青春痘，給年輕人帶來不少煩惱。按照西醫的說法，青春痘是青少年時期常見的炎性皮膚病，發病的因素包括不良飲食、內臟功能紊亂、精神緊張、體內缺鋅等，而直接的原因是青春期激素分泌水準的增高、皮脂腺分泌增多、毛囊內細菌分解、毛囊口發炎所致。

從中醫的角度來看，青春痘主要與內分泌有關，多屬於肺胃濕熱較盛。過食辛辣刺激、煎炸油膩之品，或嗜食甜食都可助濕生熱，促使青春痘產生。

其實，長青春痘本身不是什麼壞事，這是身體發育階段，陽氣升騰的一個外在表現，不過，它確實影響美觀，特別是對於愛美的年輕人，一臉的痘痘不僅看起來讓人不舒服，還會傷及自尊。

小強是我一個好友的兒子，今年16歲，從今年年初開始，臉上陸陸續續冒出一些「不速之客」，起初只是三三兩兩，發展到最後，就連成一片了，紅彤彤的，既難看，又瘙癢難耐，吃了很多藥，痘痘卻沒有被降服，而且還有越長越旺之勢。後來，他帶著兒子來我這裏做調理。我給他一組很簡單的方子——

（1）用金銀花煮水，清洗患部。

（2）用陳醋薰蒸患部。

（3）多喝甘蔗水。

（4）調理期間，儘量不要吃發物，比如羊肉、牛肉、海鮮之類。

拿到這個方子，小強還有點不屑一顧：「張叔叔，我吃了那麼多藥，都沒治好，你這兩下就能行？」「行不行，你試試就知道了！」小強半信半疑地拿著方子走了。

大概過了一個月，小強又來找我，「張叔叔，你太神了，你看我臉上的痘痘全沒了。這是怎麼回事呢？爲啥吃藥都沒你這幾招靈驗呢？」

「因爲沒找到病根唄，青春痘是人們青春期陽氣上揚的表現，腎津不足，就會生痘痘，我教給你的方法，看似簡單，卻十分對症，甘蔗水能滋養腎津，金銀花可以清除熱度，所以，你的痘痘自然就乖乖地降服了。」

「看來，應該叫你降痘大師，以後我叫我的同學都來你這裏調理。」看著小強臉上綻開的笑容，我十分欣慰，助人爲快樂之本嘛！

求醫錄

患者問：

我有好多同學都長了青春痘，雖然我還沒長，但是我很害怕自己的臉上也長滿難看的痘痘，我很想知道有沒有預防的方法呢？

鐵牛老師答：

有的，預防青春痘可以適當補充維生素，特別是補充維生素A能有效控制皮膚皮脂腺分泌，富含維生素A的食品主要有黃豆、茄子、蘿蔔、菠菜、大蔥、胡蘿蔔、南瓜、番茄等。

6．除腳氣，先排毒

腳氣是人體內臟毒素的積累所致，比如肝臟的毒素、體液淋巴的毒素，都可能以腳氣的方式排出來。身體裏有了毒素，排出來就是好事；如果毒素越積越多，又排不出來，就會毒害人體的內臟。要是內臟器官生了病，那麻煩就大了。

很多西醫都把腳氣當做炎症來治療，認爲是細菌感染所致，多用一些殺菌的外用藥物來治療，在用藥之後，情況就會有所好轉，但過不了多久，腳氣又死灰復燃，大有野火燒不盡，春風吹又生的勢頭。

其實，細菌感染只是外部表象，腳氣是人體內臟毒素的積累所致，比如肝藏的毒素、體液淋巴的毒素，都可能以腳氣的方式排出來。身體裏有了毒素，排出來就是好事。如果毒素越積越多，又排不出來，就會毒害人體的內臟。要是內臟器官生了病，麻煩就大了。

普通的腳氣的處理，我一般用保守療法。平時可以用薑、柚子皮煮水來泡腳，也可以用道家暖足方泡腳發汗。腳洗乾淨以後，一定要用毛巾擦乾，保持腳的乾燥；多吃一些清涼解毒的食物，可以用菊花、金銀花、茅草根、苦瓜葉之類的東西煮水喝。

幾個月前，我的一個朋友來我這裏看皮膚病，朋友不僅長有濕疹，還有很嚴重的腳氣。通過仔細觀察，我發現這位朋友面色發黑，眼球混沌，手掌發黃。據此，我推測他應該患有肝病，於是，我問他，是不是肝功能不太好。

朋友很納悶地看著我：「老師，我讓你幫我調理濕疹和腳氣，你問我肝好不好做什麼呢？」「你的濕疹和腳氣是外在表現，實則應該是你的肝臟出了問題。」聽完我的解釋，朋友明白了我的用意，告訴我，他是小三陽，就是肝炎病毒的攜帶者。

找到了問題的癥結，解決起來，自然就水到渠成了。只要調理好此人的肝臟，濕疹和腳氣自然就能痊癒。如果不明情況，用各種藥物對腳氣亂治一通，不僅治不好腳氣，還會使肝臟的排毒通道受到阻塞，使身體越發糟糕。

朋友在我這裏大概調理了兩個多月，肝功能有了一定的改善，各項指標基本恢復到正常值，在這個過程中，腳氣也無藥自癒了。

求醫錄

患者問：

我想問一下，有腳氣病，需要忌口嗎？

鐵牛老師答：

患有腳氣，勿吃容易引發出汗的食品，如辣椒、生蔥、生蒜等。

7．盜汗：月子沒做好，寒氣侵蝕了脾、肝

月子沒好好做，寒氣侵蝕了脾、肝。腰酸、腰痛，容易盜汗。身體就像一部機器，要時常保養，才能經久耐用。

前幾年，有一位姓鍾的女士來找我，此人二十八、九歲的樣子。「我經常出汗，稍微一動就一身汗，而且出了汗之後，人就發暈，您說是怎麼回事呢？」我仔細觀察來人：臉色較差，耳朵發暗，嘴唇偏烏，鼻子上毛孔很粗，有很多黑頭。

盜汗的發生應該有一定的根源，於是，我問她：「這種情況是從什麼時候開始的呢？」「已經有五年了，生完孩子就這樣了。」「那說說你坐月子的情況吧？」因爲我推斷她的盜汗十有八、九是坐月子時候落下的。

她告訴我，月子沒有做好。當時家裏比較困難，坐月子的時候，沒好好休息，老公忙生意，公婆不在身邊，她自己又是洗衣服，又是煮飯，那時她就已經感覺腰酸背痛，等做完月子，手就一直冰涼。

詳細了解她的情況後，我告訴她：「鍾女士，你的盜汗與坐月子沒做好有直接關

係，這是寒氣侵蝕你的脾、肝造成的，你現在應該還會經常腰痛。」她使勁地點了點頭，說道：「是啊，腰酸、腰痛，很不舒服，要說我以前的身體很好的，不知道現在怎麼搞成這個樣子了？」

我解釋說：「你腰酸腰痛說明腎臟虛弱，身體就像一部機器，要時常保養，才能經久耐用，你以前身體好，可不代表現在身體就一定好。」

然後，我給她一些調理方子，分爲三個階段——

第一週，吃一些暖體的東西——用阿膠燉黃酒，每天吃一次。

第二週，用桂圓、當歸再加一點黨參、枸杞、紅棗，用酒釀煮來喝，吃半個月到二十天左右。

三週後，浮小麥（能浮在水上的小麥，就是癟小麥）、貢棗12枚，每天煲茶喝，喝四十五天。

另外，我還叮囑她，在調養的時間裏，千萬不要吃寒涼的食物，如冰棒、冷飲等。

鍾女士嚴格按照我的方法去做了，過了兩週，也就是用到第二組方子的時候，以前睡覺容易出汗的現象，明顯不那麼嚴重了。我告訴她要繼續堅持，直到不出虛汗再停止，以後每天早上用溫水加一點蜂蜜、生薑喝，另外，可配合長期服用養生茶。

求醫錄

患者問：

盜汗不就是愛出汗嘛，這也是病嗎？

鐵牛老師答：

是的，盜汗也是病，因為它是腎臟虛弱，收攝力降低，無法控制的排汗現象，盜汗會讓人身體的營養成分，快速流失掉。

8．會「降火」，吃啥都不「上火」

人體氣血的運轉就像燒開水，灶膛裏火越燒越旺，水壺中的水（津液）就會變成氣體，用以提供人體所需要的能量。假若灶膛裏的火苗很旺，而水壺中卻沒有水（津液）了，人就會上火了，所以說：「百火皆因津液不足。」

我們通常說的「上火」是中醫術語，是指人體陰陽失衡，內火旺盛。所謂的「火」

是形容身體內某些熱性的症狀，而上火就是人體陰陽失衡後出現的內熱症。簡單地說，上火就是津液不足。

人體的津液包括腎津液、肺津液、脾胃津液、唾液等，五臟六腑都有自己的津液。其中腎臟的津液是最根本的，五臟六腑的津液也可以互相借調，某個臟腑的津液不足了，也會調用其他臟腑的津液。

「火」可分爲「實火」和「虛火」兩類，大部分人上火都是虛火，是因體內津液不足造成的上火。可能有人會覺得不就是上火嗎？沒什麼大不了的，多喝些涼茶、冷飲，很快就會好轉的。

用這種方法只能解決表面問題，治標不治本。因爲涼茶、冷飲只是把人體的火氣暫時壓住了，如不及時補充津液，過不了多久，又會上火。所以會越喝涼茶、冷飲，越上火，而且長時間喝這些降火的東西還會損傷腎臟，損傷人體的陽氣。因此，要想徹底「滅火」，還得補充津液。

一次，一朋友請我吃飯，在飯桌上，這位朋友就抱怨開了：「我工作努力，可就是和同事搞不好關係，這次年底評先進，就因爲這個又沒評上，這已經是第三年沒評上了，眞氣人！」我呵呵一笑：「是不是最近就因爲這個上火了？」「您怎麼知道啊？」朋友一臉的疑惑。

「你的火都燒到眉毛了，我還看不出來嘛！」我開玩笑地說。

「是啊，最近吃點熱東西也上火，覺也睡不好，喉嚨發乾，還痛，眞是倒楣透頂！」

在生活中，恐怕像我這位朋友這樣的人大有人在。現代社會是一個「壓力社會」，人們的工作、生活、學習都非常緊張、繁忙，在充滿競爭和壓力的環境下，很容易上火。那麼，一旦上火，該如何「滅火」呢？

（1）化解工作壓力，化壓力爲動力，快樂生活，快樂工作，放下心理包袱，不要經常熬夜，一定要保證充足的睡眠。

（2）如有口腔潰瘍，就用大量枸杞泡水喝，可以升津，也可以用鹽水漱漱口，有消炎作用。

（3）上火期間，多喝些水果汁，也有助於生津。

（4）若眼睛乾澀，可用一些白菊花或金銀花加上枸杞泡茶喝。另外，用我們介紹的養生茶代替平時的茶飲，也能去火。

（5）平時口裏咀嚼用的津液，不要吐掉，舌頭攪動後，吞下去。

我的朋友按照我教給他的方法，進行了三天。

第三天，我在街上偶遇這位朋友，朋友高興地說：「張老師，您給我的這個法子還眞管用，現在我就是吃煎炸的東西，也不上火了。」我微微一笑：「這就是你津足了，津足則氣足，那些炸的東西也就不會把你怎麼樣了。」

上火肯定要降火，這是自然的，但有些人一發現自己上火，就急著降火，其實，這是一個誤區。平時偶爾上火、牙疼、扁桃腺發炎，這都是好事。因爲這些都是身體的警報系統，只有身體出了問題，它們才會表現出來。上火也是在告訴我們，身體透支了，該好好調一調，休息休息了。

求醫錄

患者問：

我上火牙痛，醫生說我患有牙周炎、牙齦炎，我該怎麼辦啊？

鐵牛老師答：

教你一個簡單的方法：100克綠豆，竹葉50克，加水1000毫升，煮15分鐘，一天喝兩次，兩天左右就能好轉。

患者問：鼻子經常出血怎麼辦？

鐵牛老師答：這是肺的肅降功能減弱，導致氣血上溢，造成鼻子出血（天天流一點）。我們一般用白茅草根，鮮品250克（或乾品100克），一天喝兩次，一兩天即可解決。

9．小傷小痛小妙方

生活中總會有些我們意想不到的小意外，比如勞動時，不小心弄傷手臂，雖沒傷筋動骨，但血流不止，還是很嚇人的。不用慌，本節將告訴你幾招處理小傷小痛的妙方，不用求人，在家就能止痛、止血、清淤。

生活中，受傷是常見的事情。出血、瘀青是其中比較常見的兩種情況。以前，我在江西，常有當地老表找我幫忙，一般沒有傷筋動骨的話，通過我的調理，用不了多久就能恢復。

當然，如果條件允許的話，一般的小傷，比如破了一點皮、出了一點血，最好是到醫院，或者藥店買些雙氧水、外傷藥膏、ＯＫ繃，簡單處理一下。我在這裏要講的是，就近沒有醫院、藥店的情況，該如何處理。

如果沒有出血，只出現了瘀青，不要著急處理，半個小時之後再做處理。處理的方法也很簡單，你可以到廚房找一片生薑，蘸酒去擦瘀青之處，然後用薑和馬鈴薯，搗碎，敷在傷口上。有助於散淤散結、消腫。

如果腫脹得比較嚴重的話，你可以拿吹風機，對著腫脹的地方慢慢轉著圈加熱，同時拿度數較高的酒擦瘀青之處，一邊吹一半擦，反覆進行，一般一兩天就能消腫。

如果出現了出血情況，首先要用棉簽把傷口清洗乾淨，然後用度數較高的白酒消毒一下。再用茶油、芝麻油、花生油，塗抹傷口，加快癒合。在受傷期間最好不要吃發物，比如牛肉、羊肉、海產品之類的食物。

如果是在野外，比如在山上採藥、在田間勞動，不小心受傷出血了，可以找一些茶樹、毛竹，刮下表皮上白色的粉末來止血；也可以找一些樟樹葉、薺菜葉，用嘴嚼爛，塗抹在傷口上，也能止血；還有將紅薯葉、花生苗嚼爛了，敷在傷口上，也能止血。

有時候傷口處理不好，會感染，造成紅腫、流膿。這時可以用蜂王漿塗在傷口上，然後拿紗布蓋住傷口，這個方法對拔毒和消炎都很好。如果在田邊地頭，可以在田邊找一些犁頭草，找來搗爛敷在傷口周邊。

如果身邊無一物，傷口流血了，怎麼辦？俗話說：天無絕人之路，倘若實在不行，還可以用唾液。唾液具有消毒、止痛的效果，平時我們可以看到有些小動物在受傷之後，會用舌頭舔自己的傷口，就是這個道理。

求醫錄

患者問：

我想請問一下，如何判斷是否骨折？

鐵牛老師答：

若傷處疼痛劇烈，局部腫脹明顯，有皮下淤血、青紫，出現外觀畸形，就有骨折的危險。另外，骨折的人一般多有功能性障礙。

患者問：

我燒開水的時候燙傷了，您看有沒有處理方法？

鐵牛老師答：

如果有破皮，可以用香油和蜂蜜按照6：4的比例，煮一分鐘塗抹傷處，可以止痛，療傷效果奇佳，而且不會潰爛，不留痕跡。如果沒有破皮，可以用香油、陳醋、蜂蜜按照5：1：4的比例來塗抹患處。

患者問：

我的手上次給劃破了，很久都好不了，無法癒合，有沒有什麼辦法？

鐵牛老師答：

可以用豆腐渣、紗布包住它，敷在傷口，可以加快癒合。

患者問：燒傷該如何處理啊？

鐵牛老師答：先把馬鈴薯煮上25分鐘，然後把外皮剝下，裁成與傷口一樣大小，敷在傷口上面，用消毒紗布紮緊，3～4天即可痊癒。

患者問：我一個北方朋友，腳有一些凍傷，有什麼好方法？

鐵牛老師答：把一個白蘿蔔切成兩截，將切開斷面烤熱，擦凍傷處，切掉斷面再烤熱、再擦。也可以用薑代替蘿蔔。

10・傷筋動骨不用一百天

人們常說：傷筋動骨一百天。用以說明骨傷恢復之慢。漫長的恢復期對病人來說確實是一種痛苦的折磨。欲想儘早恢復，靜養和食補是必不可少的。增加了骨頭生長所需要的營養，恢復自然就指日可待了。

我在山裏長大，經常會遇到不小心碰傷、跌斷骨頭的情況。對於這種情況，大部分人都要去醫院，現在醫院裏有一套完整的接骨、固定方法。所以，怎麼接骨這裏不講，我所要講的是骨傷後期調養的方法。

幾年前，一個45歲左右的中年男子，在山上砍柴，不小心跌到廢棄的礦井裏面，礦井很深，造成了他腿部粉碎性骨折。去醫院後，醫生給他打了石膏，做了固定，就讓他回家慢慢調養。

俗話說，傷筋動骨一百天，何況他是粉碎性骨折。但對他來說，休息這麼長的一段時間，實在是難熬，一方面腿部的傷很痛，另一方面家裏就他一個勞力，躺太久也不行。於是，他找到我，問我有沒有好方法讓他快點好起來。當時醫院沒有給他開很多的藥，只是讓他靜養。

我結合他的情況，制定了一套調理方法。

（1）在家裏靜養，不要亂動，一定要在床上平臥。

（2）不要亂吃東西，特別是發物，比如羊肉、海鮮之類，還有，寒涼的東西千萬不能碰。

（3）每天用龍骨加上田七15～20克，燉龍骨湯吃，這會加快骨頭修復的速度。

（4）除了龍骨湯以外，還可以燉雞、燉烏魚湯吃，這樣也能幫助加快恢復。

他按照我說的方法堅持了一段時間，大大地縮短了骨頭癒合的時間。骨頭癒合之後，我讓他再養一養，平時經常用吹風機旋轉地吹患部，有助於疏通氣血，促進脈絡的恢復。沒過多久，他就可以下床活動了。

現在很多人喜歡戶外運動，登山是深受喜愛的運動之一，出現跌傷、骨折時而有所聞。在野外活動時出現骨傷，正確的處理對日後的恢復是非常重要的。當出現這種情況時，首先不要貿然搬動患者，骨折後，切記不可走動，可以拿兩塊硬板（兩塊剖開的竹片最好），把受傷的腿或臂夾住，兩邊用繩子紮緊。然後做一個簡易擔架把傷者抬下山來，到最近的醫院接受治療。

如果出血不止，又沒有帶創傷藥，該如何處理呢？可以用山上的茶樹、毛竹刮下上面的白灰來止血，也可以把香煙燃盡的煙灰敷上去，再或者用山上的馬齒莧嚼爛，敷在傷口上，都能起到止血的作用。

求醫錄

患者問：我剛動了手術，有什麼方法可以調理一下加速傷口癒合嗎？

鐵牛老師答：你可以買一條烏魚（也叫生魚），洗淨，去鱗，切成段，放胡椒、生薑，煲40分鐘左右，燉濃一些，煲成牛奶狀，連吃三～五次，對傷口癒合極佳。

11．補足津液，聲音不再嘶啞

嗓子說不出話，是身體裡沒有津液上來，五蘊紊亂了。當身體裡的津液充足了，嗓子的毛病自然就好了。

侄女大學畢業後，在一所中學教音樂。由於教學任務繁重，侄女的嗓子常常感到乾澀、不舒服，有時還會說不出話來。吃些消炎藥，情況就會有所好轉，但過不了多久，又會恢復常態，工作也因此受到了影響，這讓她非常苦惱。

侄女來找我，話都說不出來，一個勁地用手比畫，她嘲笑自己是一個「啞巴」音樂教師。其實，像侄女這樣的情況，在現實生活中並不少見。有些人講話講多了，嗓子會沙啞，特別是教師，每天要講那麼多的課，嗓子出現問題猶如家常便飯。

其實，無論是嗓子說不出話來，還是突發性耳聾（突然聽不到了），都是元津不足造成的。你看剛出生的小嬰兒，有時啼哭起來，連續幾個小時，嗓子都不會啞，其原因就在於嬰兒的元精充足。

對於突發性耳聾、暴啞的情況，調理的核心是固住腎氣，升發陽氣。一般有經驗的醫生，會用一些附子（一定熬煮幾個小時，要去除毒性）、細辛、薑等東西來調理失音的情況。嗓子說不出話，不是啞了，是身體裏沒有津液上來，五臟紊亂了。出汗能夠幫助升陽。在發汗的同時，要補充大量水分，多吃水果，多喝果汁，能有效補充腎津。另外，還要吃一些升陽的食物，比如用核桃、紅棗、桂圓、枸杞，加上一些肉燉湯吃，效果很不錯。

當我把方法告知侄女之後，侄女吃驚地看著我，在一張紙上寫下一行字——您這是治病嗎？怎麼沒有一味藥呢？我回答：「給你的這個方法裏不是沒有藥，而是有最好的藥——食物就是最好的藥。」

侄女點了點頭，抱著試試看的想法回去了。五天之後，侄女打來電話，告訴我，她的嗓子能發出聲音了，感覺嗓子舒服多了，也不發乾了。這說明她的身體裏津液充足了，嗓子的毛病自然也就好了。

求醫錄

患者問：

我咽喉腫痛上火該怎麼辦？

鐵牛老師答：

這些情況都是由於津液不足造成的，要補充津液，比如用枸杞泡茶喝，多喝水果汁。如果嚥吞都有困難，可以口含一些濃鹽水，慢慢咽下去，也有消炎的作用。

患者問：我得了中耳炎，如何處理？

鐵牛老師答：中耳炎，似病不是病，可以用黃連碾成細末，一次用5克，把它吹進耳朵裏去，一天一次，一般一週左右就能痊癒。

12．腎氣上來了，脫髮現象就大大改善了

腎虛會導致精血不足，血液循環不暢，傳至頭皮的時候，便會出現營養不足，髮根不能吸收維持其新陳代謝的足夠的營養，頭髮就會脫落。

前幾年，我去外地出差，在火車上認識了一位林女士。林女士又瘦又高，在攀談中，她了解到我有一些調理疾病的方法，於是，便把她的煩惱和盤托出。林女士說，自從結婚後，她的月經就不正常，有時兩三個月才來一次。生完孩子之後，又開始掉頭

髮，醫生說是正常現象，過段時間就會好，可好幾年過去了，她的頭髮依然掉個沒完沒了。從今年年初開始，她的腰又開始疼痛，眞是禍不單行啊！

人到老年，由於身體機能的衰退，頭髮容易脫落，這是正常的生理現象，可是如今很多年輕人也紛紛加入到脫髮的行列。愛美之心人皆有之，脫髮讓很多人煩惱不已。那麼，爲什麼年紀輕輕地就會脫髮了呢？

就拿林女士來說吧，她的脫髮是腎虛所致。腎虛，則毛髮生長不旺，髮根生長的「土壤」不肥沃，毛髮難附。腎乃先天之本，是人體內五臟六腑的精華，腎虛會導致精血不足，血液循環不暢，傳至頭皮的時候，便會出現營養不足，髮根不能吸收維持其新陳代謝的足夠的營養，頭髮自然就會脫落。

腎虛分爲腎陽虛與腎陰虛，脫髮屬於腎陰虛。陰虛的表現有面色發紅、腰膝酸軟、眩暈耳鳴、齒鬆髮脫、經少或閉經、失眠健忘、口乾咽燥、形體消瘦等。

因腎虛引起的脫髮，調理的根本是固腎。固腎，首先就要改變不良的生活習慣，勞逸結合，工作不應過累，放鬆心情，保持充足的睡眠，性生活要有所節制。

再來要多吃一些對腎臟有幫助、滋養腎津的食物，如枸杞、黑芝麻、黑豆、何首烏、鎖陽、黨參、當歸等等。

同時也要多吃水果用以補充腎臟津液，常用糯米酒（客家黃酒）加一些生薑煮雞蛋吃，這些都是很好的促進腎氣升騰的方法。

只要腎氣上來了，脫髮現象就可以大大改善。

另外，頭髮乾枯、分叉也是腎氣不足所致，也可以採用上述的方法進行調理。

當然，脫髮的原因有很多，腎虛只是最重要的一個原因。其他如化學護髮用品使用過多，也會導致脫髮，所以，人們在購買護髮用品時，一定要了解其中的性質和功效，不可亂用。

現在有很多廠家爲吸引顧客眼球，都標榜自己的產品來自自然精華，實際上，這些精華都要用化學物質萃取。如果你想用眞正自然的物質洗髮，不妨用茶樹枯（打茶油壓出來的茶餅）、花生枯（榨花生油剩下的渣餅）洗頭，不僅能去污，還能滋養頭髮。還可以用啤酒三分之一瓶、陳醋50克的比例，用水調開來洗頭，洗出來的頭髮又黑又亮。

求醫錄

患者問：有沒有什麼方法，不用那些化學的洗髮精，去頭皮屑？

鐵牛老師答：啤酒兩瓶，直接用啤酒洗頭，一般五天就能夠見效。

患者問：我的頭髮很枯黃，羨慕別的女生有一頭發光發亮的秀髮，您有什麼方法嗎？

鐵牛老師答：用啤酒、陳醋2：1的比例，攪拌後，用毛巾擦頭髮，擦完後洗淨，即會發光發亮。

13．孩子常見病的簡單調理

有的父母在帶孩子的時候，往往缺乏疾病的相關知識，一看到孩子病了，手忙腳亂，不知所措。有的父母不管孩子病得嚴重不嚴重，孩子一生病就往醫院跑，開了一大堆藥給孩子吃。有的父母甚至就到藥店裏買給大人吃的西藥，結果對孩子的身體，造成長久的傷害。

在此，我要送給年輕父母一些小兒常見病的調理方法，使用的全是安全的食物。

1．小兒發燒

小兒發燒不一定是件壞事，它說明孩子的免疫系統在工作，身體的陽氣在起作用。小孩發燒的時候，首先要保持冷靜，觀察小孩發燒的持續性和症狀，遇到自己把不準的情況，就要儘快送醫院。但普通的發燒，可以用下面的純食物調理方法：

（1）用橘子皮、冬瓜皮、陳皮、紅糖、生薑、蔥白煮水喝，升陽發汗。及時補充水分，水果可以多吃些，可以打汁來喝。

（2）用薑、蔥、陳皮、柚子葉、薑苗煮水，給小兒泡腳，促使排汗。還可以用生薑煮水，至溫熱，給孩子敷額頭。

（3）高燒，可以用食鹽、蔥白、生薑，加上獨頭大蒜，搗爛敷在小孩的肚臍上，幫助排汗降溫。

（5）高燒，持續退不下來，可以用棉簽蘸酒精，在太陽穴、大椎、手掌、合谷、內外關、腳板等穴位擦拭，來幫助降溫。

一般來講，發燒只要補充足夠的水，能出汗，體溫能夠降下來，就沒有危險。遇到持續高燒不退，或者有喘的症狀，就要去醫院檢查了，看看有沒有炎症和感染，是否有感染肺炎等。

2．小兒咳嗽

有時候小孩感冒發燒好了，卻會落下咳嗽的毛病，白天咳、夜裏也咳，很長時間好不了。小兒咳嗽的原因有許多，可採用以下方法調理：

（1）可以用一些薑、枸杞、紅棗、紅糖燉水，幫助生津、排寒。

（2）可以多吃銀耳湯、百合湯、蓮子湯等生津的東西。

（3）吃一些固腎的東西。例如：新鮮核桃煮水喝，或者打成粉吃。

（4）平時多喝湯。雞湯、鴿子湯、鵪鶉湯、骨頭湯之類，補充能量，提升陽氣。

3．小兒厭食

小兒厭食雖然不是病，但是看著孩子整天食欲缺乏，挑三揀四，個子瘦小，父母心裏也難過。小兒脾胃之氣弱就會厭食、吃東西不消化、脹氣、肚子板硬。

一般遇到這種情況，我們可以用一些調脾胃的方法：

（1）用白蘿蔔、蘿蔔籽、蘿蔔葉、山楂，煮水給孩子吃。

（2）有了食欲，穩定了之後，用陳皮和生薑煮水喝，穩固療效。

（3）平時可給孩子多喝養生茶，提升脾胃、增強運化。

4．小兒便秘

小兒便秘也是常見的現象，一般只要給孩子多喝水，就可以很快解決。小兒便秘和大人便秘不同，大人便秘是多年的積累所致，小兒便秘往往可能是喝奶粉不適應，上火（缺乏津液）所致。調理方法如下：

（1）可以用蜂蜜加一些陳醋，調水喝，一天喝幾次。

（2）也可以用香蕉拌著蜂蜜吃。

（3）如果比較嚴重的，可以在水裏，適當加一些甘草粉，增強排毒。

5．小兒腹瀉、嘔吐

小兒腹瀉拉肚子的原因很多，有種情況是消化系統不好，肚子受了風寒所致。調理方法如下：

（1）溫肚子。可以用吹風機，對著肚臍邊緣，轉圈吹。也可以用食鹽、茶葉、黑豆、穀子，炒熱了之後，拿紗布包著在肚臍周邊熨，冷了再炒，再熨。

（2）把薑、獨頭蒜搗爛了，加紅糖敷在肚臍上。

（3）可以喝一些紅糖薑水。穿暖和些不要受寒，好好休息，多睡睡覺。

求醫錄

患者問：

我小孩出水痘，他年齡太小，又不能吃更多的西藥怎麼辦？

鐵牛老師答：

你去買一些金銀花，再買一些甘草，煮水給孩子喝。

患者問：

我的兒子一歲多，消化不良、肚子鼓脹怎麼辦？

鐵牛老師答：

可用雞內金（雞胃囊外面的包皮）200克，乾炒至焦黃，碾成末，存好。每天一次，3～5克左右，沖白糖水或煮粥吃。

患者問：我的兒子兩歲多，總是不愛吃東西，怎麼辦？

鐵牛老師答：你可以用白蘿蔔或蘿蔔籽、山楂煮水，起鍋時加些冰糖，給孩子喝，幾天胃口就打開了。

患者問：小兒小腸疝氣，很難受怎麼辦？

鐵牛老師答：用生薑煮水給小兒泡澡，使之發汗，另外，可用生薑擦其疝氣部位，如肛門部位，一天兩次，三天即能見效。

患者問：孩子睡覺的時候，老是流口水怎麼處理？

鐵牛老師答：買泥鰍500克，曬乾，炒黃，然後碾成粉，用黃酒泡服，一天兩次，一次20克，吃完即癒。

患者問：

小孩身體有些柔弱，比別的小孩矮小，有沒有什麼方法，讓他結實起來？

鐵牛老師答：

讓孩子經常吃小米山藥粥、薏米紅豆粥、白菜蘿蔔湯，孩子長得快，長得結實。

14．感冒發燒是身體在排毒

在許多人的觀念裏，感冒發燒一定要到醫院就醫，吃藥、打針、吊點滴一個都不能少。其實，根本不需要如此勞師動眾。在許多情況下，感冒發燒是好事，它是身體在排毒。我們何不順其自然，給身體一個大清掃的機會呢？

孩子要是感冒、發燒，父母往往急著帶孩子去醫院，打針吃藥。其實在許多情況下，根本不需要如此勞師動眾。

一天夜裏，我被電話聲吵醒，電話裏傳來一位親戚焦急的聲音：「我兒子突然發高燒，怎麼辦啊？」我先安撫他，讓他不要緊張，接著我仔細詢問了一下孩子的症狀，根據這位親戚反映的情況，我推斷孩子的情況應該是普通的感冒發燒。於是，我便建議他注意觀察孩子的情況，如果情況嚴重，要及時告訴我，並囑咐他多給孩子喝些水，水裏放一點鹽和糖。

親戚按照我說的做了，可過了一個小時，孩子的體溫還是沒有降下來，親戚更加著急了。我又讓他用生薑擦一擦腳心，煮一些薑水用毛巾敷頭，泡腳。大概過了半個小時，他興奮地告訴我，孩子的燒退了，現在孩子睡得可香了。我說那好，你就讓孩子多休息，天亮就會痊癒了。果然，第二天，孩子活蹦亂跳的，跟沒生過病似的。

後來，我見到我的這位親戚，他一個勁兒地誇我是神醫，說別人家的孩子感冒發燒都要吃藥打針、吊點滴，我看病一塊薑就搞定了。

其實，我哪裡是什麼神醫，只是懂點醫學常識罷了。現在的人往往認爲，感冒發燒，都要到醫院看一看，好像只有吃了藥、打了針，心裏才放心。總認爲只有儘早把感冒、發燒趕跑，才能萬事大吉。

實際上，感冒、發燒並不是什麼壞事，沒必要剛出現苗頭，就把它扼殺在搖籃裏。感冒、發燒是人體自然免疫系統最常見的一種反應，是外部寒邪入侵人體，陽氣受損，從而造成身體運化緩慢，體溫下降，運化受阻。

發燒可以消滅體內的寒濕毒氣。感冒的時候，人們會感覺身體忽冷忽熱的，這說明體內陽氣和寒氣正在戰鬥。如果此時因勢利導，通過排尿、排痰、流涕，就可以將身體的毒素排掉，清除毒素，當然就會一身輕鬆了，身體也會感覺比以前更好了。

所以，一個人一年有兩三次的感冒和發燒都是好事情。有的人從來不感冒，那就要小心了，身體裏積攢的毒素多了起來，一旦生病可就是大病了。

另外，有時候發燒並不是病，是一種正常的生理現象，比如小孩在長牙、長骨骼的時候都會發燒，可以誇張點說，小孩每發過一次燒，就長大一些，成熟一些。

現在，我們再來說說感冒發燒了該怎麼辦。普通感冒發燒的處理，一般要發汗，補充水分，及時休息，不但要多排尿，還要注意補充能量。剛才我已經介紹了兩種治療感冒的方法，一是喝水，水裏放些鹽和糖，一定要充足補水分，避免孩子燒壞；二是用生薑擦腳心，煮薑水用毛巾敷頭，用薑煮水泡腳，幫助發汗和降溫。

除此之外，還可以用蔥、薑、蒜搗成泥，敷一敷肚臍，這些方法都可以發汗。只要充分調動人體的陽氣，把寒氣排出去，身體就會很快康復的。

如果採用以上的辦法，高燒依然持續不退，就要及時去醫院就診，以免延誤疾病的最佳治療時間。

求醫錄

患者問：

傷風鼻塞、怕冷、頭痛的感冒，有什麼好辦法嗎？

鐵牛老師答：

草魚（鯇魚、青魚）肉片150克，生薑片25克，米酒100毫升，用水半碗，煮沸，加入以上三味煮熟，加入食鹽少許調味，趁熱吃下使出微汗後即癒。

患者問：

我經常頭痛，吃了很多藥，都沒有什麼效果，該怎麼辦呢？

鐵牛老師答：

用鴿子一隻，天麻25克，燉湯喝，一天分兩次吃完，症狀輕的吃一次就會明顯改善，症狀重的吃兩三隻就能改善。注意，喝鴿子湯，忌酒和海帶。

15・讓孩子快速止咳的好方法

小兒咳嗽是父母的最怕，孩子每咳一聲，都牽動著父母敏感的神經，讓父母心驚膽戰。有什麼方法能讓孩子快速止咳，又不會因爲用藥對孩子的身體產生副作用呢？那就試試神奇的食物療法吧！

我的一位親戚，半年前生了一個兒子。孩子生下來之後，體質較弱，經常生病。最近又因感冒引發了咳嗽，一天到晚咳個不停。父母心疼得不得了，想給孩子吃點止咳藥，或是去醫院打點滴，又擔心孩子太小，用西藥不好，就找了一個中醫，開了點止咳糖漿、枇杷川貝膏。起初，效果還不錯，可沒過多久，又咳嗽不止了。

於是，親戚找到我，讓我幫忙想想辦法。據我所了解的情況，我認爲這個孩子應該患的是百日咳。百日咳是小兒常見的急性呼吸道傳染病，病程較長，可達數週甚至三個月左右，故而得名。

患有百日咳的孩子，通常先天腎氣比較虛弱，再加上孩子在成長的某個階段，陽氣受到了侵蝕，比如病毒感染、風寒、燥熱等，就會引發本病。其實不僅是孩子，大人經常咳嗽也與身體虛弱，缺乏津液有關。

心細的人也許會發現，小孩身體好、口水多的時候，一般不會咳嗽，一旦體質虛弱，加上外在因素誘發，咳嗽就會馬上來報到。如果得不到有效的治療，咳嗽就會拖很久，有的甚至可達數月之久。這個時候光靠吃止咳藥（糖漿、枇杷膏）是很難見效的，有時看似管用，能止咳幾天，但過不了多久，就又會咳嗽不止。

所以，小孩患上咳嗽刻不容緩，一定要在治療的同時，配合食物調理，通過補充津液、滋潤肺臟，再補充陽氣，增強孩子的抵抗力，才能防止舊病復發。具體做法，可以參考以下幾點：

（1）用生薑、枸杞、紅棗、紅糖燉水，早晚各喝一次，用來幫助小兒升津液。

（2）多吃潤肺的食物，例如：冰糖蒸雪梨，冬瓜冰糖燉水，百合冰糖燉雞蛋羹，銀耳、紅棗、枸杞、冰糖燉水，這幾樣食物可以交替食用。

（3）平時要讓孩子多喝水，也可以多喝養生茶，一歲以上的小孩，可以燉一些鵪鶉、鴿子湯，讓其食用。

親戚按照我提供的方法給孩子進行調理，幾天後，孩子的咳嗽次數明顯減少，一個星期後，基本不再咳了。她非常高興，問我以後小孩還會不會犯病。我告訴她，只要注意保養，咳嗽的次數就可以降到最低。然後，我給她提了兩點建議：

首先，不要讓小孩受風寒，小孩玩起來到處跑，容易出汗，如果大人不注意，風一吹，就容易感冒、咳嗽，所以，在小孩大汗淋漓之後，一定要及時把汗擦乾。

其次，平時一定要讓孩子多喝水，不要等到他渴了才喝水，大人要定期、定時、定量給他喝水，養生茶可以一直喝下去。養生茶裏面有豐富的營養，常喝對孩子身體好，能增強消化能力和免疫能力。

提醒全天下的父母們：只要父母多細心一點，孩子就會多健康一點！

求醫錄

患者問：

我的孩子患上了百日咳，家裏的老人怕孩子著涼，老把窗戶關得嚴嚴實實的，這樣好不好啊？

鐵牛老師答：

這樣並不好。百日咳的孩子由於頻繁劇烈的咳嗽，肺部過度換氣，易造成氧氣不足。應讓孩子多在戶外活動，室內也應儘量保持空氣新鮮流通。

附錄一　實用食物方

1．排毒茶

製作方法：用冬瓜皮、玉米鬚、茅草根、魚腥草、半枝蓮，鮮品均量，水洗淨，10倍冷水放入鍋中，重症患者加5倍冷水，武火煮沸，文火煎20～30分鐘，封蓋5分鐘，過濾。如果是乾品，材料減半，水量不變，煎煮方法不變。每天當茶飲用。

適應症狀：適用於各種病症及健康保養。

2．養生茶

製作方法：用糙米60％、大麥15％、黑米15％、枸杞10％。其中糙米、大麥、黑米用文火炒10～15分鐘，炒至微黃不焦，放入枸杞，儲存備用。飲用前，用8～10倍的水先煮沸，倒入養生茶，中火煮12～15分鐘，關火封蓋5分鐘。過濾，倒入容器儲存。每天當茶飲。

適應症狀：適用於各種病症及健康保養。

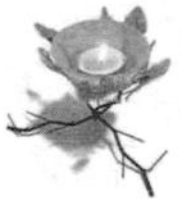

3・通用泡腳方

製作方法：在城市，可用生薑、橘子（柚子）皮、香蕉皮、蘋果皮，偶爾加幾瓣大蒜；在山裏，就可以用薑、薑苗、樟樹葉、楓樹葉、柚子皮（葉）。其中薑最好有200～250克。備好材料之後，將水燒開，放入上述材料，均量，煮10分鐘。泡桶水，先蒸再泡，膝蓋蓋上一個毯子保溫，儘量讓身體大量流汗，同時必須大量補水——飲用養生茶或排毒茶。正常可以每週一～二次，調理期間每天一次。

4・清肝排毒茶

製作方法：茵陳、溪黃草、陳皮、茯苓、田基黃均量煮茶，氣血虛弱者可加紅棗；或者用雲芝、木蹄、赤芝、茯苓各2克，知了0.5克，每天泡水喝。

適應症狀：適用於調理、預防肝病。

5・養肝茶飲

製作方法：紅棗、枸杞（或加茵陳、太子參）泡茶；魚腥草泡茶喝。

適應症狀：適用於調理、預防肝病。

6．養肝湯飲

製作方法：枸杞葉（或辣椒葉）燉排骨（或瘦肉、雞蛋）湯；胡蘿蔔、香菇、番茄、山藥燉湯。

適應症狀：適用於調理、預防肝病。

7．自製葡萄酒

製作方法：買來的葡萄（最好是巨峰葡萄）洗乾淨，丟棄有任何一點腐壞的葡萄，晾乾表面水分（表皮外一定不能有水分）。把葡萄撕破皮（不是剝皮），加20%左右的冰糖，放在瓶中，蓋子封住。一個月後打開，過濾，可得葡萄酒。這種葡萄酒真正是葡萄原汁所製，口感好，安全。

適應症狀：適用於各種病症及健康保養。

8．通用敷臍方

製作方法：薑、五倍子、三七（田七）、桂枝、陳皮研成細末，調蜂蜜敷肚臍或湧泉。如找不到這些，也可用生薑、蔥、紅糖、麵粉，調好敷肚臍或湧泉。睡時敷。

適應症狀：適用於腎功能差，肚子寒、肚子痛，睡眠不好。

9・山藥湯

製作方法：取鮮山藥爲食料，可搭配排骨、雞、鴿子、紅棗、馬鈴薯、番茄、海帶、胡蘿蔔等燉湯，或用250克山藥煎湯代茶。

適應症狀：增進胃運化，適用於所有病症。

10・豆鹽拔寒袋

製作方法：用黑豆、粗鹽、生薑，或者加帶殼的穀子均量，在沒有油的乾淨鍋中炒熱，放入紗布袋。趁熱放在患部敷，感到燙時，可以邊移動邊敷，涼了再炒再熨。

適應症狀：適用於風濕、頸椎、腰椎、胃寒、腹痛。

11・蓮子銀耳湯

製作方法：用銀耳（白木耳）、蓮子（帶芯）、枸杞、幾顆紅棗（去核），起鍋前加冰糖，或起鍋後加蜂蜜調味即可。

適應症狀：便秘。

12・蘿蔔蜂蜜

製作方法：用蘿蔔切丁，泡在純蜂蜜（不能是商店裏添加了其他東西的蜂蜜）中半小時（正好把蘿蔔淹沒），待蘿蔔發蔫，丟棄蘿蔔，用剩下的蜂蜜調水喝，促排痰極具功效。

適應症狀：排痰多，各類肺病。

13・百合蒸雞蛋

製作方法：鮮百合切碎，加雞蛋一、二個，拌勻，加少量水與薑汁，隔水蒸。

適應症狀：痰多，久咳不止。

14・黃酒雞

製作方法：雞切成塊，在鍋中翻炒至半熟，放入紅棗3～7顆，枸杞、生薑（薑切絲乾煸後使用更佳）適量，加入黃酒（客家酒釀、猴兒玉液、紹興黃酒）和水適量，燉湯。喝湯吃肉。

適應症狀：貧血、小產、月子、養腎、排寒。

15・醋泡花生

製作方法：花生去外殼，保留紅衣（那層薄膜），晾乾水後，放到醋中，浸泡72小時，每次吃5～10粒，飲一勺醋。也可以晾乾後食用。

適應症狀：各類心血管病症。

16・醋泡黑木耳

製作方法：黑木耳用溫水泡過後摘掉根部，撕成適當大小。泡入醋中24小時，每次吃10片，飲一勺醋。也可用涼拌木耳：木耳用水焯過後，放入醋、白芝麻、香菜（芫荽）、香油，涼拌。

適應症狀：各類心血管病症。

17・醋泡大蒜

製作方法：大蒜泡在醋中48～72小時，每天吃7～8瓣。

適應症狀：各類腸胃病。

18・白芝麻拌芹菜

製作方法：白芝麻、醬油、醋、芹菜、香菜，涼拌。

適應症狀：高血壓、高膽固醇、高血脂。

19・玉米鬚降壓

製作方法：冬瓜皮、玉米鬚、芹菜根（葉）各用50克，放1500～2500毫升水，煮20～30分鐘。每日飲用。

適應症狀：高血壓、高膽固醇、高血脂。

20・蘋果降壓

製作方法：兩個蘋果、一個胡蘿蔔、芹菜250克榨汁。用21天可達到降壓效果。

適應症狀：高血壓、高膽固醇、高血脂。

附錄二 運動養生調理十二法

1.懷中抱月法

本方法可以充分舒展肺氣，帶動頭、頸椎、腰椎、腿，以及全身內臟的按摩。

要領：身體自然放鬆站立，想像面前有一個大月亮，手臂兩側平伸，然後，身體前傾，做抱的動作，抱回胸部後，手臂自然拉開，循環往復。過程中，儘量讓頭、頸椎、腰椎、腿配合運動。

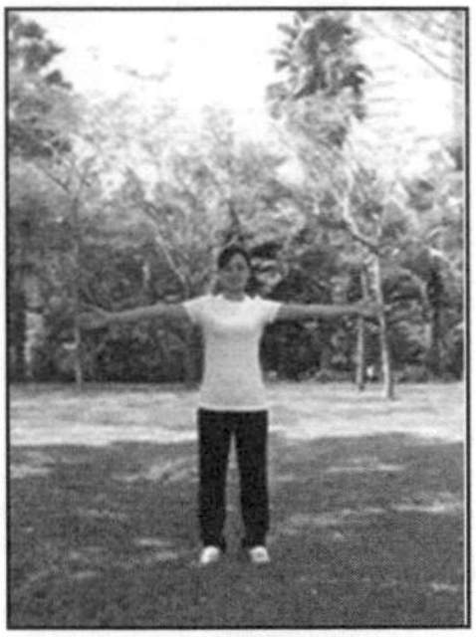

1.兩手平伸、掌心朝前。

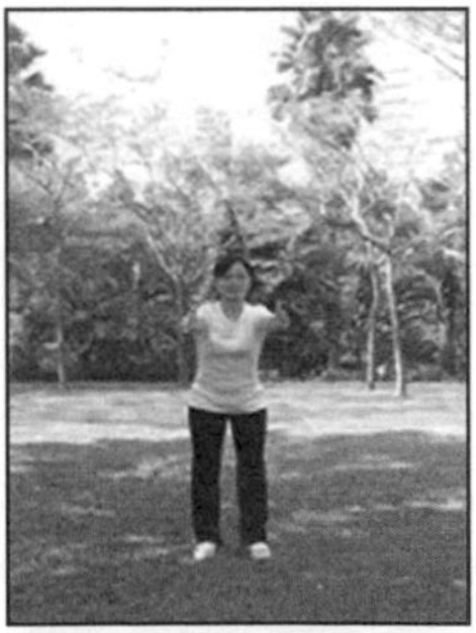

2.雙手如划水，前伸，身前傾。

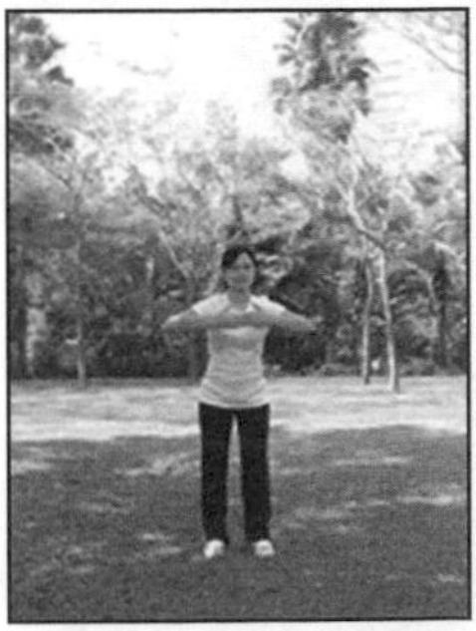

3.雙手回抱至胸口，身體回直。

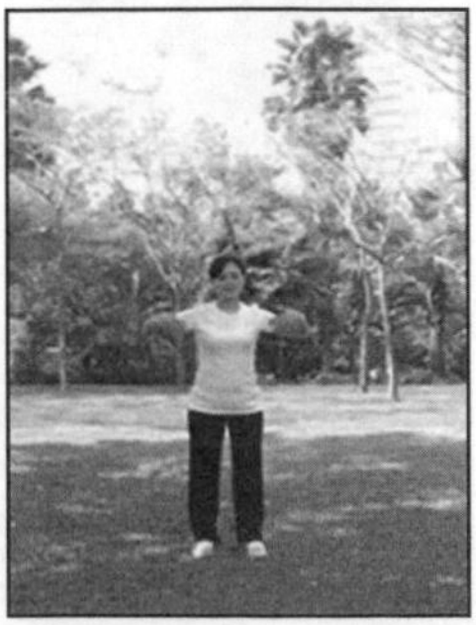

4.雙手拉開伸展。重複上述動作。

2．天地叩拜法

本方法通過叩擊膻中穴和下丹田（下腹區域），達到疏通心脈、激發丹田潛力、提升人體陽氣的效果。

要領：雙手合十，掌間空握，如掬空氣，靠掌關節的自然甩動，叩擊膻中穴和下丹田，循環往復，力度以舒適爲準。敲擊下丹田時配合彎腰、屈膝，次數隨意。做完後，會感到全身很快就熱起來了。

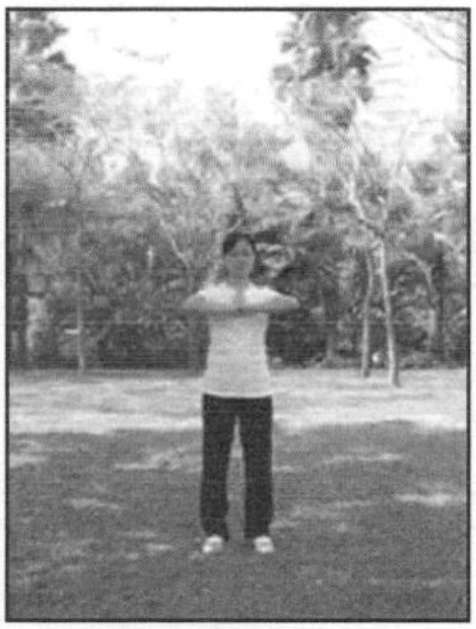

1.自然站立，雙手合十，掌間空握。

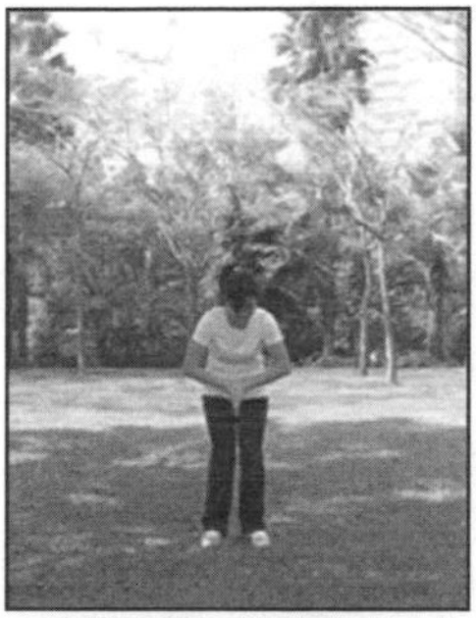

2.身體下俯，帶動雙手，空掌叩擊小腹（下丹田）。

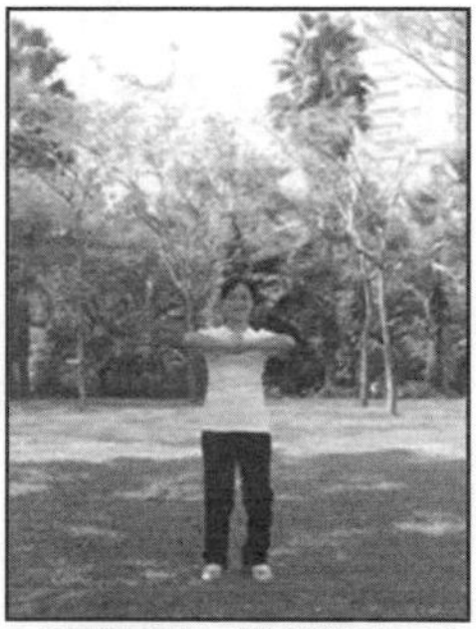

3.身體回直，帶動雙手，空掌叩擊胸口（膻中穴）。重複上述動作。

3・十指三通法

本方法通過十指伸展運動，刺激末梢神經，帶動身體各大經脈的運轉，通暢血脈，調理五臟。

要領：雙腳自然站立，雙臂兩側平伸，大拇指和手掌垂直不動，其他四指用陰勁做握拳動作，再鬆開，握36次；雙臂上舉，握36次；雙臂下垂至臀部兩側，握36次。完成後做三次深呼吸，搓搓雙手。

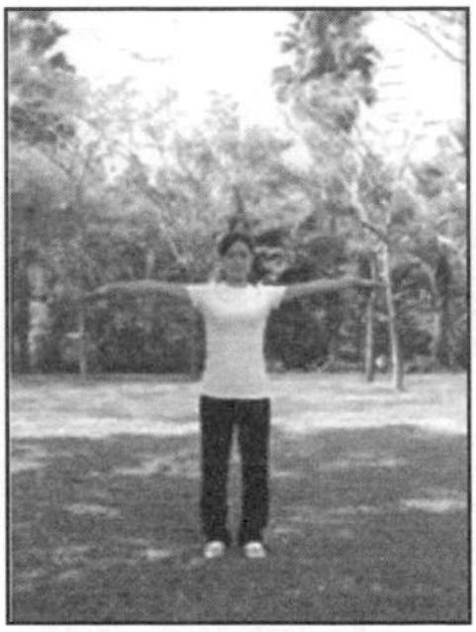

1.雙手平伸，掌心朝下，拇指和掌垂直。

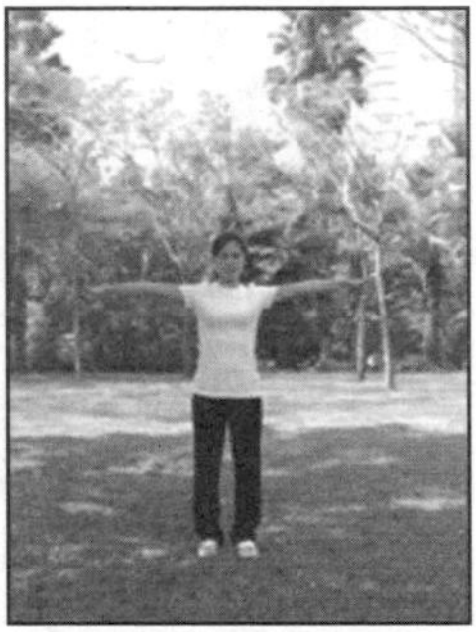

2.保持拇指不動，其餘四指陰勁握拳、鬆開，重複36次。

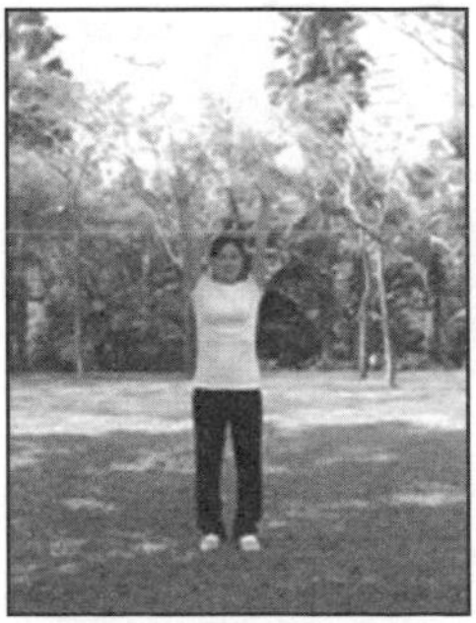

3.雙手上舉，掌心相對，拇指和掌垂直，重複握拳36次。

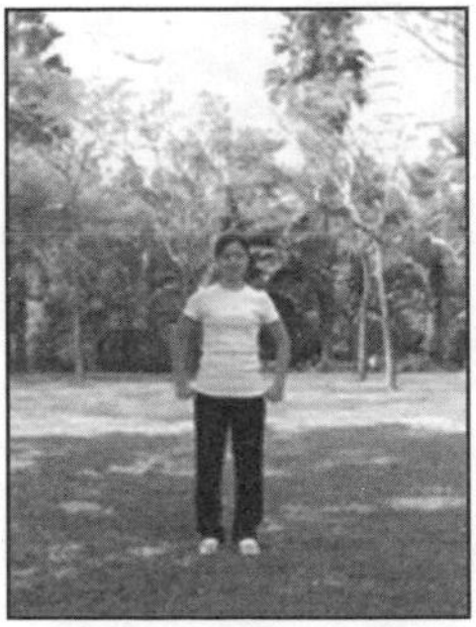

4.雙手垂至兩側，拇指和掌垂直，重複握拳36次。

4．固元拍搓法

本方法通過拍擊、搓動腰腎部位，刺激腎氣升騰，起到固元養腎的作用。

要領：雙掌（空掌），從輕到重慢慢叩擊後腰（腎）部位，舒適為度，次數隨意。雙掌平貼後腰，快速上下搓動，達到發熱為度。次數隨意，一般為30～60次，達到後腰有脹、熱、麻感為佳。

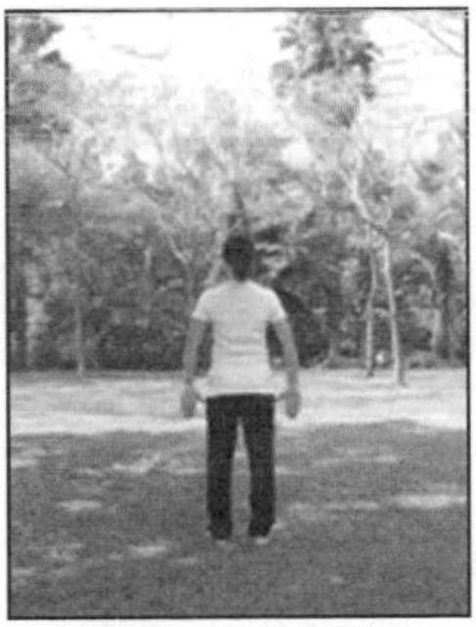
1.自然站立，掌心朝後。

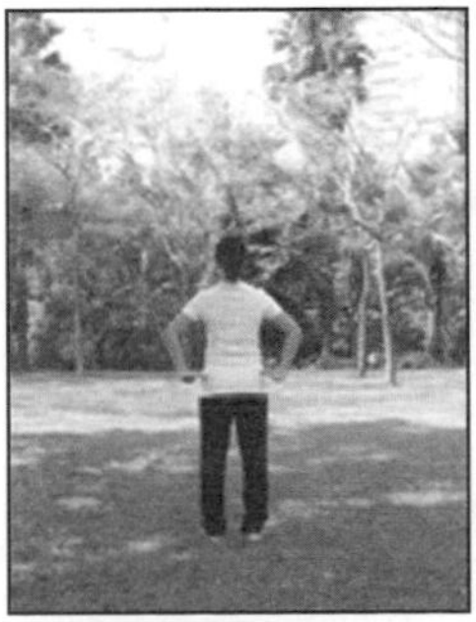
2.空掌叩擊後腰部位。

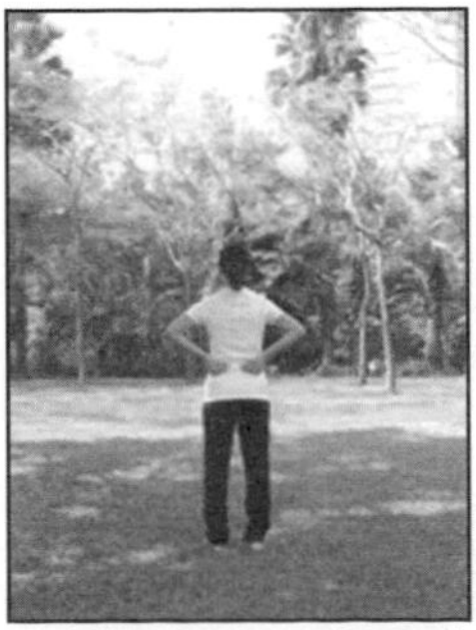
3.雙掌指尖向下，掌心緊貼後腰，上下快速搓熱。

5．捶胸頓足法

本動作通過叩擊膻中穴，打通心脈氣淤，激發心氣；通過頓足固腎氣，促使腎津升騰，可以調理各類心臟病症。

要領：手握空心拳，腳跟跺地，同時空拳叩擊膻中穴。單掌、雙掌輪換，左右腳輪換，一邊十幾次，力度以舒適為佳。

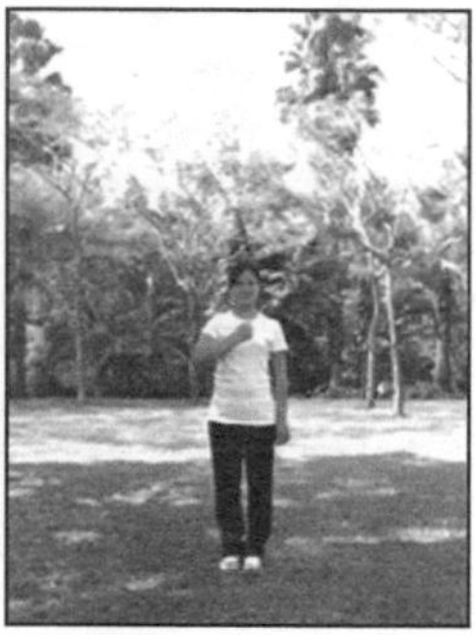

2.叩擊膻中穴。

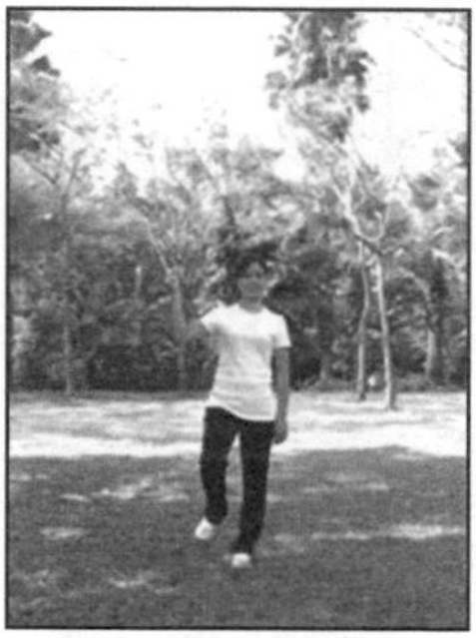

1.抬腿，舉單手，握空拳。

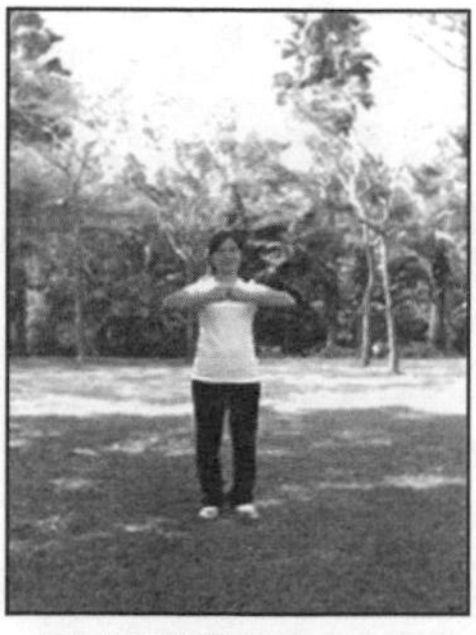

4.同時叩擊膻中穴。

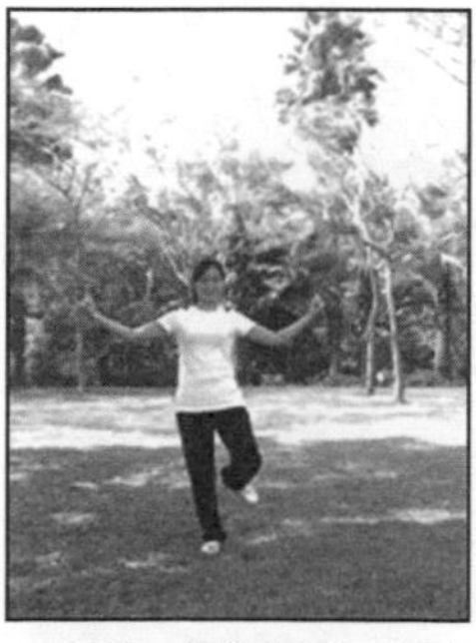

3.抬腿，側舉雙手，握空拳。

6．烏龜伸頭法

本動作通過模擬烏龜伸（縮）頭，呼吸吐納動作，調理整個頸椎、脊椎，按摩五臟，放鬆身心。

要領：身體自然站立（或坐），低頭，帶動脊椎彎腰下俯，至極限，然後頭自然上抬，腰部逐漸伸直，恢復站立姿勢，過程中脊椎成水浪波動，舒適自然爲原則。

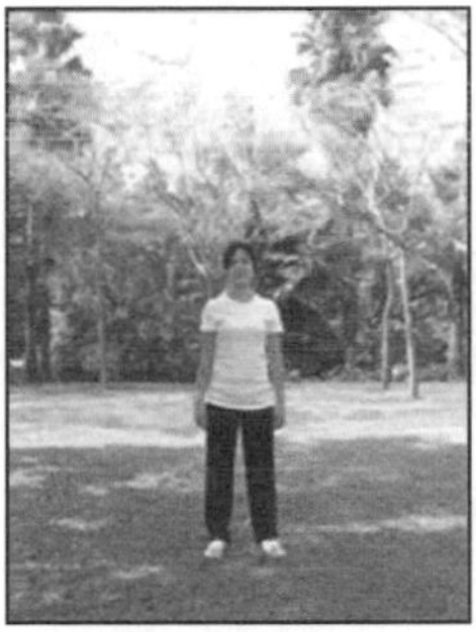

1. 身體自然站立。

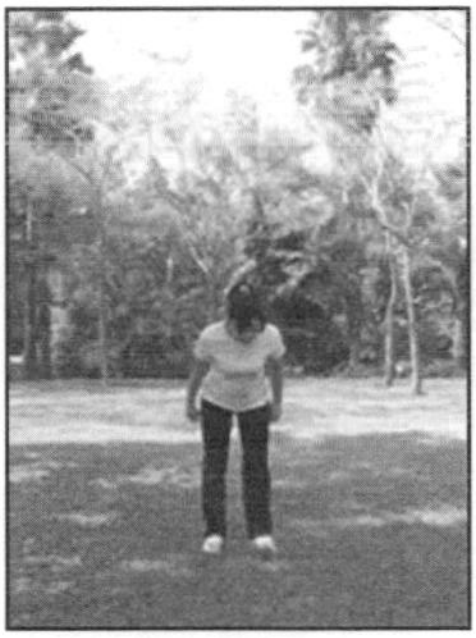

2.身體前俯，低頭，勾背。

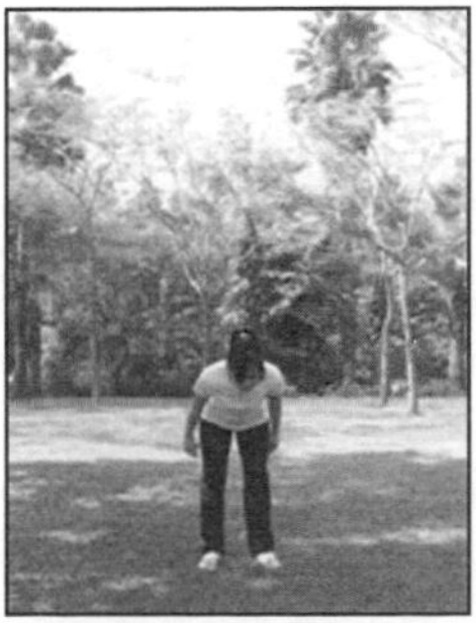

3.前俯至極限，逐漸抬頭。

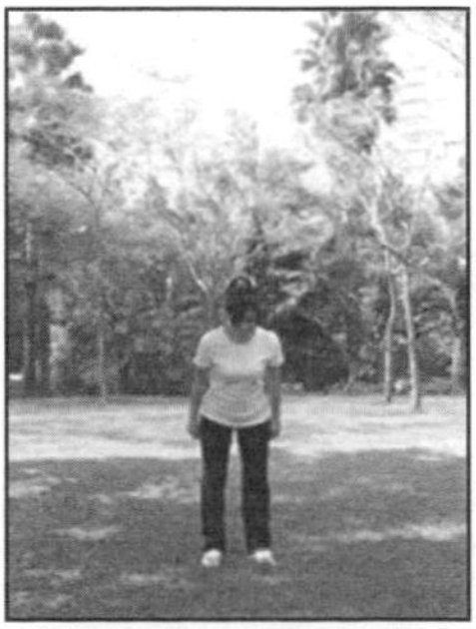

4.抬頭，挺胸，身體回直。
重複上述動作。

7．散步三擊法

本動作適合在散步中做，可疏通氣血，帶動全身氣血運行，對氣血不足者、肾肺虛弱者有幫助。

要領：輕鬆舒展雙手，雙掌下緣相互撞擊，或雙掌上緣（虎口）相互撞擊，或五指交叉撞擊，邊走邊敲。次數隨意，散步、站、坐皆可做，自然舒適爲度。

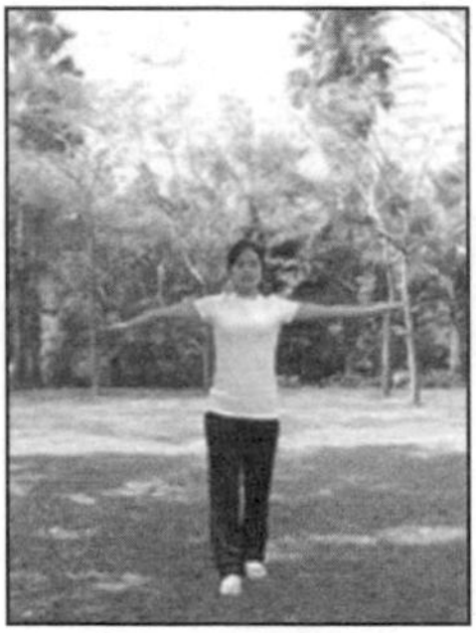

1. 隨意前行、雙手平伸。

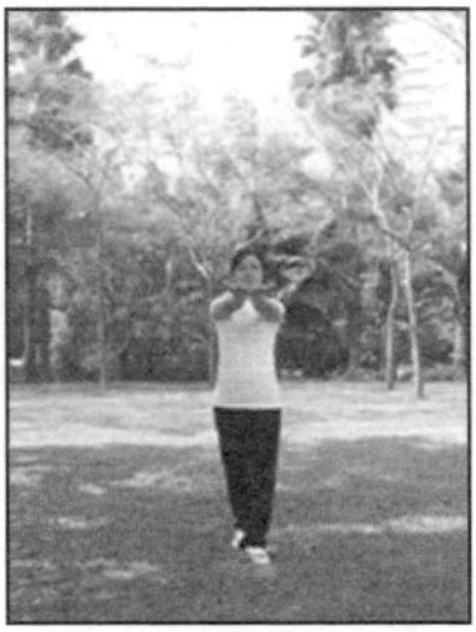

2.雙臂伸直前揮，掌根撞擊。

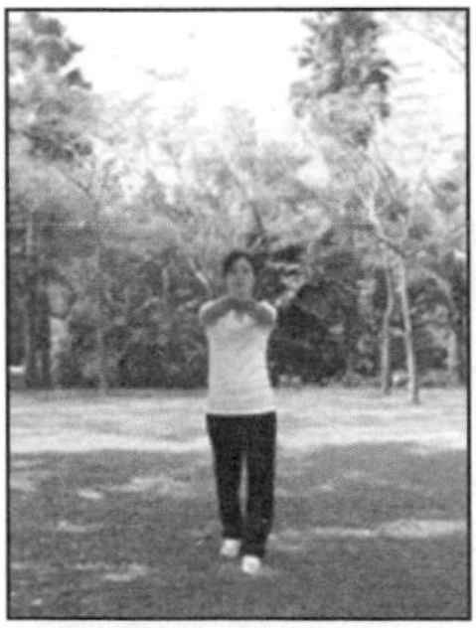

3.雙臂伸直前揮，雙掌虎口撞擊。

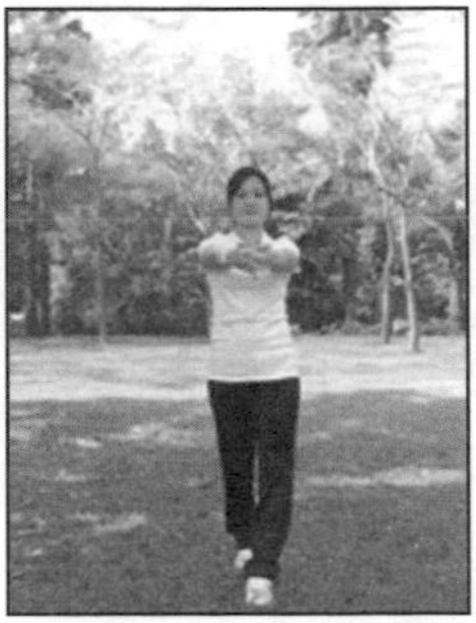

4.雙臂前揮,五指岔開，指根撞擊。

8.自然顫抖法

本動作調節身體協調能力，疏通氣血，刺激全身神經信號、氣血更有序地朝一個方向運行。

要領：自然站立，腳跟上頂，同時手上提，至極限，全身突然放鬆，自然下墜，同時手自然甩動。重複上述動作。抖三分鐘左右。完成後一定要深呼吸三次，安靜放鬆一會兒。

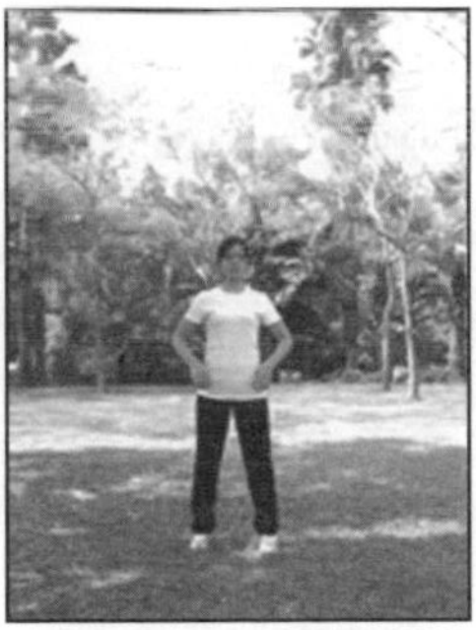

1.腳尖墊起，手臂自然上抬，身體上升至極限。

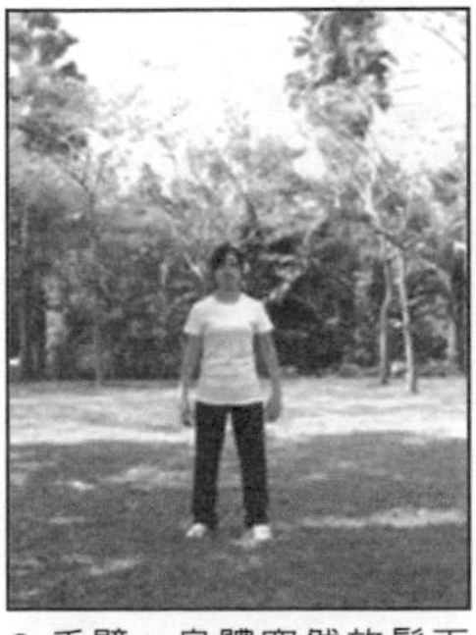

2.手臂、身體突然放鬆下墜，腳跟著地。

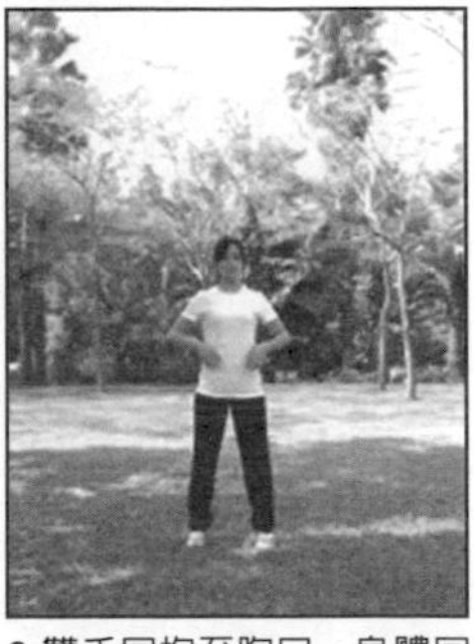

3.雙手回抱至胸口，身體回直。

9．一指排毒法

本動作主要是促使排淚。中醫講肝開竅在目，眼淚是排肝毒的好方法。有的人開始排淚時氣味酸臭，堅持一段時間就清澈了。

要領：盤腿而坐（坐、站、躺皆行），用食指（也可筷子），距雙目6～9公分左右，和雙目平行，眼睛定神凝視，儘量不眨。大概3～5分鐘左右，眼睛疲勞，大量排淚，即可見效。

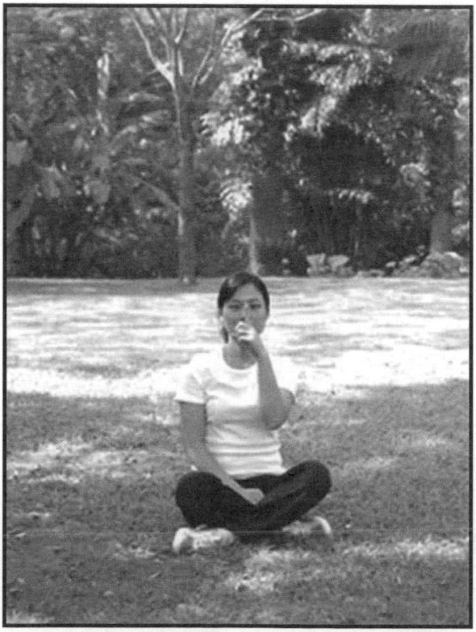

1.盤腿而坐，食指與雙目平行，定神凝視，不眨眼，刺激排淚。

10．雙腳擰壓法

本動作促進腹部肌肉運動，促進腸胃蠕動，對減少腹部贅肉，燃燒腹部脂肪，效果極佳。

要領：身體平臥，雙腿伸直。右腿抬起，向左擰壓，返回，反覆36次。換腿再重複本動作。最後，雙足併攏，一起伸直，上抬，放下，重複36次。堅持15天即有明顯效果。

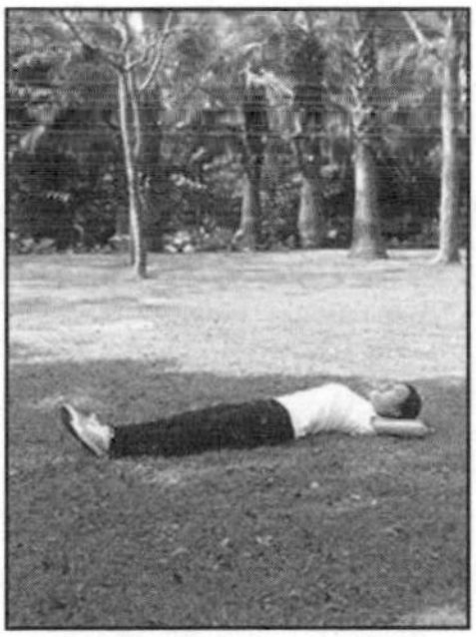

1.身體平臥伸直，雙臂枕頭下。

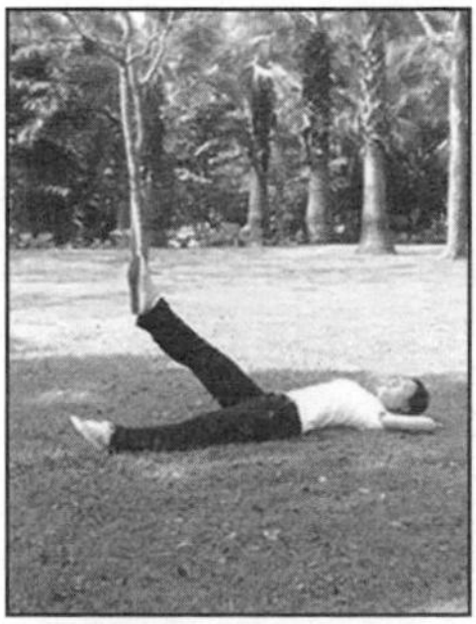

2.雙腿伸直，右腿抬起。

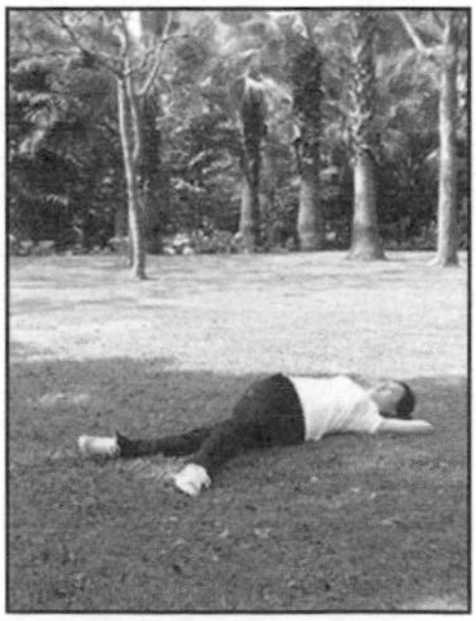

3.右腿向左擰壓。返回1。換腿，重複上述動作。

11．金猴輪指法

該動作可鍛鍊大腦，增加大腦供氧。通過手指運動，帶動全身經脈、氣機流轉。

要領：五指張開，按小指、無名指、中指、食指、大拇指次第收攏，然後再從拇指至小指次第張開，重複36次。動作應流暢、輕鬆、圓潤。

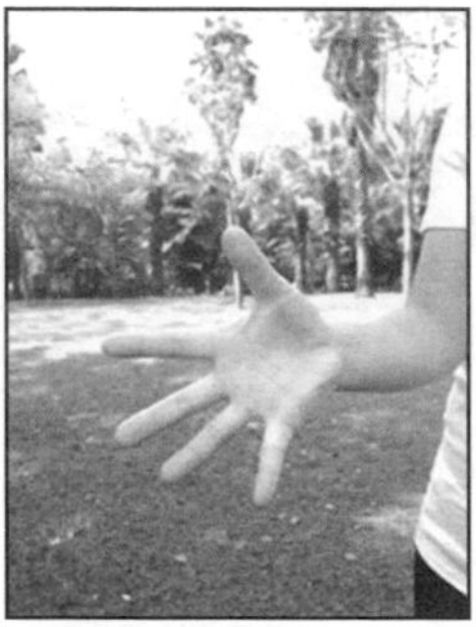

1.五指張開，伸直。

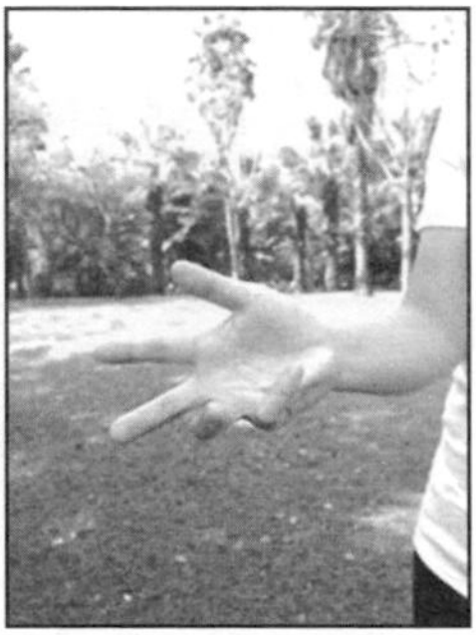

2.從小指開始次第收攏。

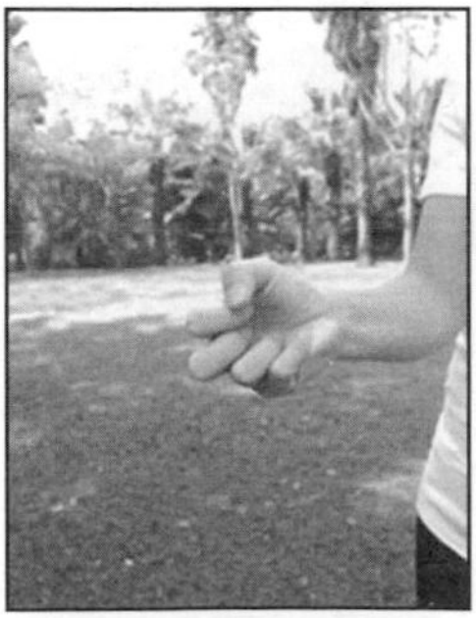

3.收攏後，翻掌。

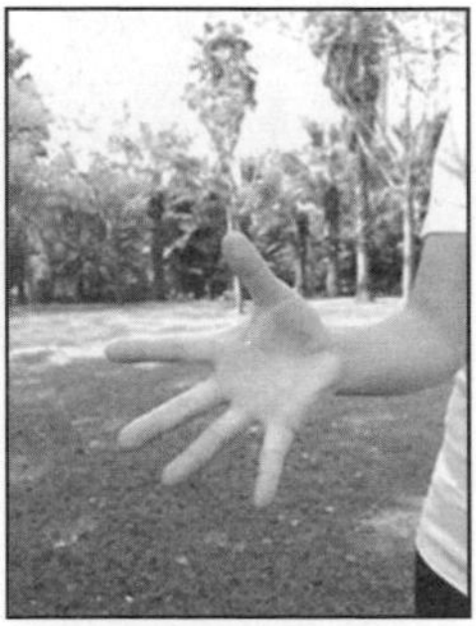

4.從小指開始次第打開。

12・隨意拍肩法

本動作可震動肩部、頸椎，疏通肩部、頸部氣血，有效預防頸椎病、肩周炎。

要領：手臂伸直，空掌叩擊肩背至酸脹；換掌，叩擊另一肩；換雙掌同時叩擊，至酸、麻、脹、熱感。

《全書終》

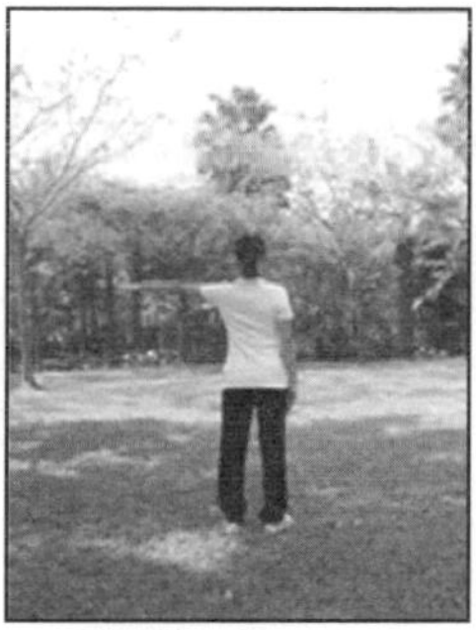

1.一臂平伸。

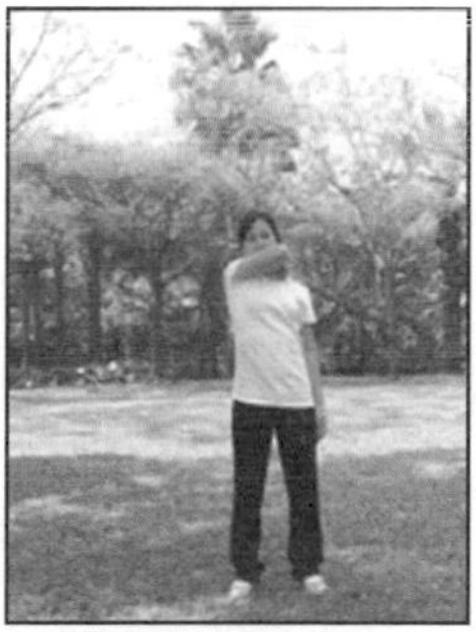

2.空掌叩擊肩部。

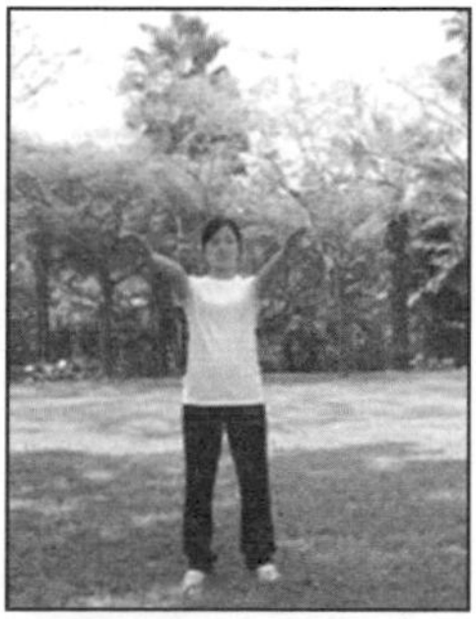

3.雙臂前伸。

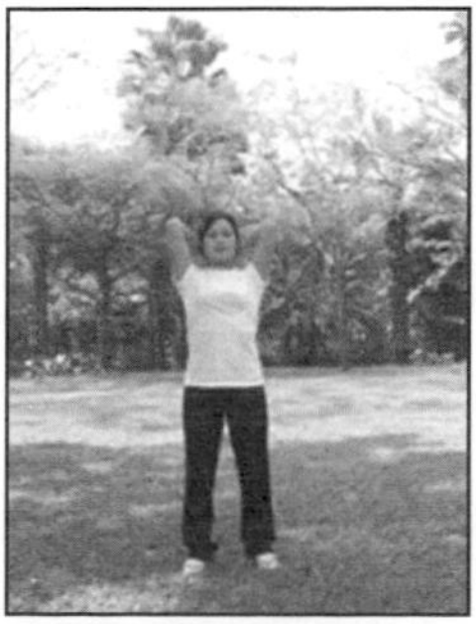

4.空掌，同時叩擊肩部。

國家圖書館出版品預行編目資料

醫遍天下／鐵牛 著，-- 修訂二版 --
；一新北市：新BOOK HOUSE，2018.07
面； 公分
ISBN 978-986-96415-3-1 (平裝)
1.健康法 2.養生

411.1 107007744

醫遍天下

鐵牛 著

〔出版者〕新 BOOK HOUSE
電話：(02) 8666-5711
傳真：(02) 8666-5833
E-mail：service@xcsbook.com.tw

〔總經銷〕聯合發行股份有限公司
新北市新店區寶橋路235巷6弄6號2樓
電話：(02) 2917-8022
傳真：(02) 2915-6275

印前作業 東豪印刷事業有限公司

修訂二版 2018年07月